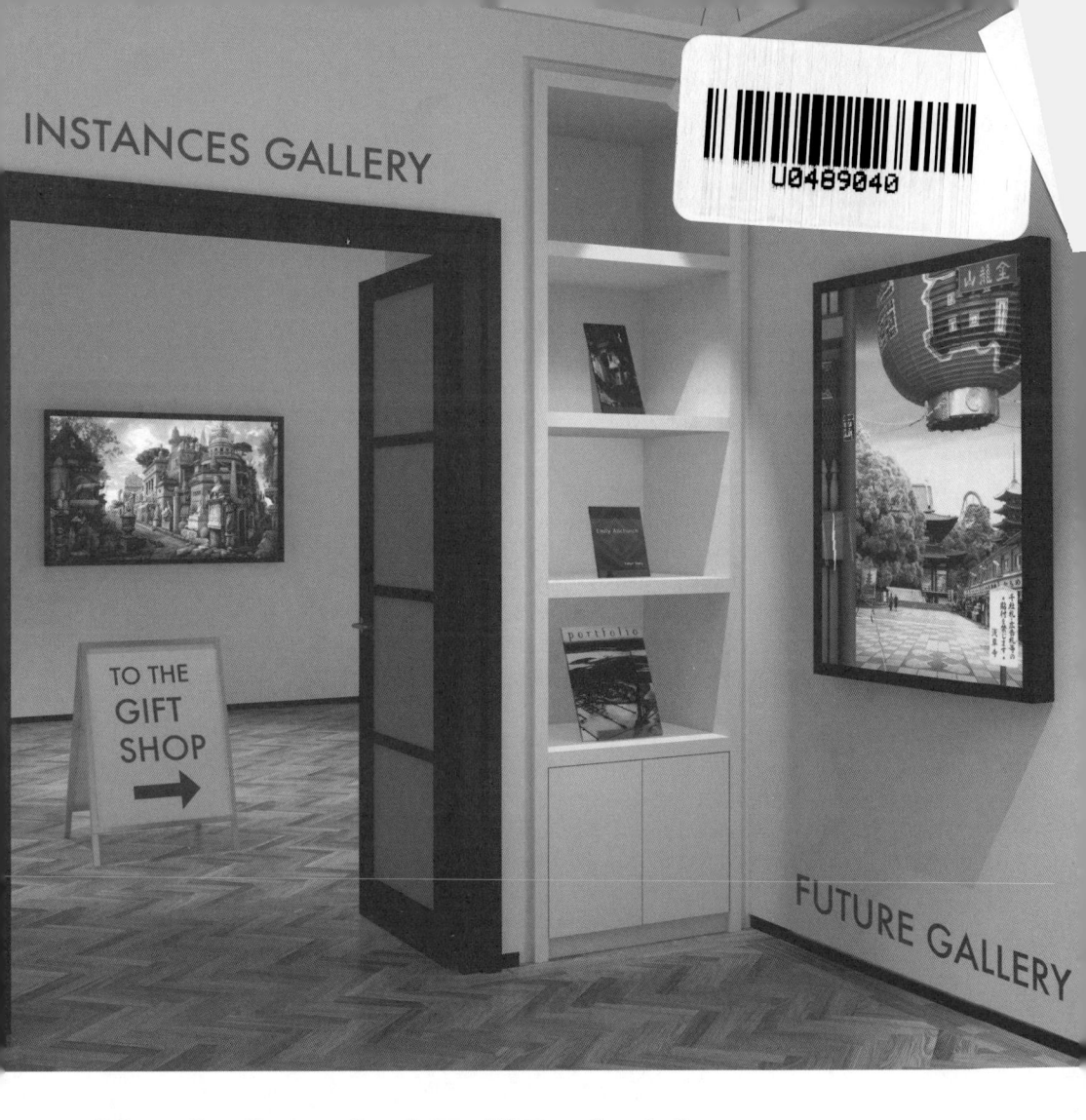

焦点解决短期疗法
更新迭代的实践 2.0

［英］马克·麦克高 著
Mark McKergow

骆宏 主译

THE NEXT GENERATION
OF SOLUTION FOCUSED
PRACTICE

中国出版集团有限公司
世界图书出版公司
上海 西安 北京 广州

ROUTLEDGE

The Next Generation of Solution Focused Practice
Stretching the World for New Opportunities and Progress，1st edition
By Mark McKergow / ISBN：978‑0‑367‑42883‑9
Copyright © 2021 by Routledge
Authorized translation from English language edition published by Routledge，a member of the Taylor & Francis Group, LLC；All Rights Reserved.
本书原版由 Taylor & Francis 出版集团旗下 Routledge 出版公司出版，并经其授权翻译出版。版权所有，侵权必究。

World Publishing Shanghai Corporation is authorized to publish and distribute exclusively the Chinese（Simplified Characters）language edition. This edition is authorized for sale throughout Mainland of China. No part of the publication may be reproduced or distributed by any means，or stored in a database or retrieval system, without the prior written permission of the publisher.
本书中文简体翻译版授权由世界图书出版上海有限公司独家出版并在限在中国大陆地区销售，未经出版者书面许可，不得以任何方式复制或发行本书的任何部分。

Copies of this book sold without a Taylor & Francis sticker on the cover are unauthorized and illegal.
本书贴有 Taylor & Francis 公司防伪标签，无标签者不得销售。

译者名单

主　译

骆　宏

译　者

（按姓氏笔画排序）

杨华京　　吴流铭　　岳　蕾　　谢　琳

推荐序 1

焦点解决短期治疗（solution-focused brief therapy，SFBT）已有近50年的历史，如今正被广泛应用于心理教练、教育教学、社会工作、医疗保健和组织管理等多个领域中。然而，这一高效且有效的方法却并未得到完全的认可；习惯于常规诊断和治疗的人们会觉得以"未知"的立场去看待来访者是怪异的。如果既不讨论"精神"也不讨论"疾病"，我们是否能找到方法去治愈精神疾病呢？这是精神障碍治疗中的一大难题。如今，药物、访谈、电疗等治疗方法层出叠见，却仍未能给予这个难题以解答。

在本书中，马克·麦克高详细地回溯了SFBT的发展进程，整个回顾历程从SFBT的起源，即20世纪50年代史蒂夫·德·沙泽、茵素·金·伯格和密尔沃基短程家庭治疗中心团队的里程碑式工作开始，一直到最近治疗实践中SFBT的变化为止。马克·麦克高对SFBT转变过程中的各个阶段做了细致而有见地的描述，并总结提出了各阶段涉及的认知和情绪概念。他向我们展示了SFBT是如何一路发展至今又将如何继续进化迭代。另一方面，作者提到21世纪以来，SFBT正在"焦点描述发展"的基础上生发出新的形式。这种新式的SFBT让实践者能够清晰理解如何通过"扩展来访者的世界"来建构改变，为焦点解决实践者们提供了新的视角。

这种对SFBT的全新诠释阐明了专注于来访者（而并非理论）是如何起到干预效果的。有技巧地关注来访者及其语言为什么可以立刻延展其注意和行为的可能性？这一新式的焦点解决观点从生成认知的视角出发，对此做出了精准解释。

优秀的焦点解决实践应该包含五个E：有效（Effective）、高效（Efficient）、道德（Ethical）、活力（Energising）和优雅（Elegant）。焦点解决实践中会优先考虑来访者对当前困境的体验，而不是关注抽象的知识理论。不少实践者都指出这与心理教练很相似。

人类学家贝特森提出人类在交互中会使用"环形沟通"的模式。与他同时代的埃里克森通过自己健康状况欠佳和失能的经历，来强调恰当对话的有益之处。比起来访者与治疗师之间的对话，来访者家庭内部所使用的语言如今更加被关注。打工人开始考量社会群体中的竞争与合作。

哈里·科尔曼等研究者在斯堪迪威亚所进行的实践活动在家庭治疗领域举足轻重。他们在实践中意识到了这种 SF 的新观点所带来的变化。欧洲短期治疗协会于 1994 年成立，其强大的影响力延续至今。许多国家（包括英国）也创建了自己的 SF 机构，设立了培训计划。

2011 年，辛西娅·富兰克林及团队同事在美国发表了一份报告，回顾和总结了当时 SF 的教学和研究状况。麦克高在书中探讨了当中所提到的一些核心概念。他提到 SF 取向的鲜明标志"奇迹问句"，也指出在 SF 实践者们的使用过程中"奇迹问句"已经被更新迭代了。麦肯格在书中讨论了如何在治疗结束时能够留下建设性的成效，这是本书相当宝贵的部分。他也与其他许多欧洲治疗师一样，花时间去探讨哲学家维特根斯坦对于语言发展的作用，以及这种作用后来是如何影响治疗关系中的对话的。他还提出生成认知能够"延展来访者的世界"，呈现了将生成认知运用于心理治疗的可能性。

珍妮特·贝文·巴维拉斯利用微分析的方法分析其同事与来访者的对话，有效地展示了每个发音与用词是如何帮助他们彼此精准理解对方的。

克里斯·艾维森是活跃在伦敦的"短程治疗"实践者，他赞同治疗过程就像参观艺术画廊这一比喻。我们会在售票处稍作停留，买票去参观有可能出现的未来；有人引导我们进入一个房间，在房间里我们会看到一个新的未来；我们还会在房间里看到这个未来里会发生的具体事例；当我们离开前，可能还会去礼品店为这个未来挑选一些东西。亚当·弗雷尔提出了资源房间的概念，即我们能够在资源房间里挑选帮助推进未来的资源。

本书通过呈现详细的对话并附以评论，展示了上述这些观点是如何表现在实际的治疗工作中的。本书还准确阐述了评量问句等技术的运用方法。通过阅读本书，各个领域的 SF 实践者都将获取新的视角，帮助他们去理解 SF 的工作原理，也有助于他们寻找到更好地应用 SF。本书对 SF 发展进程和重要节点记录之详尽，是我平生仅见。

关于作者

马克·麦克高博士是苏格兰爱丁堡焦点解决中心的负责人。他从事 SF 工作已有数十年，是将 SF 应用于心理教练和组织管理中的先驱，是 SF 思维的领袖人物。他参与编写了 6 本 SF 相关书籍，代表作有《焦点解决》（与保罗·Z·杰克森合著）、《焦点解决工作》（与詹妮·克拉克合著）和《主导者：团队、组织、社群和行动的六种新角色》（与海伦·贝利合著）。他最近还出版了《主导创成式改变》一书（BMI，2020）。他是《焦点解决实践期刊》和《系统式治疗期刊》的编委会成员，多年来发表了数十篇文章；他还是 SF 实践者社群组织 SOLWorld 的创始人之一，也是 UKASFP 认证评审小组成员。会吹单簧管和萨克斯玩爵士乐的马克称自己为"康复中的物理学家"。

阿拉斯代尔·J.麦克唐纳，博士，咨询精神卫生学家
于英国
2022 年 8 月

推荐序 2

同在《焦点解决实践杂志》（Journal of Solution Focused Practice）的编委会里，以及全球 SF24 的年度活动中，我与马克·麦克高（Mark McKergow）博士有过一些接触。在和他互动的过程中，真的可以了解到马克·麦克高博士为何是一位知名的国际顾问、演讲者和作家。30 年来，马克·麦克高博士一直以独立顾问的身份专注于焦点解决实务工作，不仅是将焦点解决取向极简哲学应用于机构与组织（organizations）领域的先锋，还创建了一个全球执业者的社群，持续激发着焦点解决爱好者开创并共享新颖的焦点解决应用方案，其重要的贡献，深被焦点解决领域所肯定。

《焦点解决短期疗法：更新迭代的实践 2.0》一书，正如马克·麦克高博士的多本著作，充满着他丰富的经验与创意的省思。在此，我也想特别分享当阅读《焦点解决短期疗法：更新迭代的实践 2.0》一书，令我印象最为深刻的学习与欣赏。

首先，对于任何能叙述焦点解决短期治疗发展历史的人，都令我羡慕与佩服。如同马克·麦克高博士一样，他们都是参与并创造焦点解决短期治疗发展的重大推动者。本书梳理了焦点解决短治疗多元发展的简史，除了帮助读者了解到焦点解决短期治疗兴起的初衷，也能体会到在应用焦点解决短期治疗时，所需坚持的立场。对我个人而言，每每看到关于创始人史蒂夫·德·沙泽和茵素·金·伯格的生平故事时，就自然地回忆起接受他们督导和他们相处时种种的温馨记忆；当然，更为他们在引领同伴一同勇敢创造历史的过程中，展现出来的尊重、平等、好奇，而情不自禁地为之喝彩！

第二，焦点解决短期治疗常提醒执业者要倾听、关切、尊重，并使用当事人的用字遣词，因其反映着当事人的文化价值、社会脉络、主观知觉与推论架构；同时，透过未知态度采用语言匹配(language match)原则，将能在晤谈对话时，与当事人快速建立与维持关系，顺利地累积双方共同理解基础(grounding)。对应于此，马克·麦克高博士则更进一步具体提出执业者的角色之一是："描述建构者(description-builder)"。亦即，于晤谈对话中，晤谈本身即是一种介入干预，焦点解决短期治疗诸多提问的问句，不再只是用来所谓的收集资料而已。执业者如何透过提问、对话，自然而然地帮助当事人能够使用自己的语言表达，逐步建构属于其过去、现在、未来的生命历程与生活脉络的具体细节描述；在当事人开始思索要如何表述且最终能以语言进行表述，改变，就在这一过程中悄然发生了。这之所以重要，是因为不少当事人并不容易辨认自己的愿景、想望或已正在逐步累积的成就，也不容易厘清自己希望重视的人事物在这些远景图像里的位置、互动与相互影响。同样的，处于困境中的当事人常不容易意识到自己已经拥有的优势、例外、复原力、部分奇迹，以及这些胜任能力如何启动、运作、复制的方法，也常需回忆或学习如何懂得善用既有资源、自我帮助地突破当前困境、达成所欲目标。这样的观点，让我更加认识与肯定焦点解决短期治疗的提问功效，我也为此深感鼓舞兴奋。

第三，在本书中，马克·麦克高博士表示，心理疾病的一种潜在定义可能可以是"动允性(affordances)的持续失谐(令人不快的跑调)"；因为人们与周围世界是会有交互作用的，这个交互的可能性就是一种动允性。所以，他认为焦点解决短期治疗正是通过在晤谈中谈论、关注、建立关于微小的、与世界交互的细节与日常生活的变化迹象，来帮助罹患心理疾病的当事人"延展世界(stretching the world)"，带出改变。对我来说，"延展世界"是一个很新的名词。这个观点再次提醒着我，对于罹患心理疾病的当事人，如何能够持续看见与认可他们仍然能够做到、没有消失的胜任能力，同时，透过当事人没有放弃"希望自己更好"的重要动力，逐步帮助他练习拓展、延展依然存在的种种胜任能力，如此，将能增加当事人"触手可及"的弹性、伸展性、可能性，而不让心理疾病更为"消融"或"冻结"了当事人的世界。这样的比喻，在充溢着譬喻(metaphor)的启发性中，还存有着对人类的一份温柔的慈悲。

第四，在看似十分理性的《焦点解决短期疗法：更新迭代的实践2.0》一书中，艺术的气息处处可见，例如，包含着售票处、未来画廊、实例画廊、礼品部的"焦点解决艺术画廊"。其实，这艺术画廊展现的是焦点解决短期治疗原有的架构与精神，组合着焦点解决短期治疗的各项代表性技术，但是，有如参观画廊的生动譬喻，更能让读者清楚掌握焦点解决晤谈的历程与步骤。据我所知，有一些焦点解决执业者已经将这艺术画廊的方式变化应用于各种晤谈主题（如失落），也获得好评。再者，我还特别喜欢马克·麦克高博士使用"美学"一词，来含括与突显焦点解决短期治疗关于效率、当事人自主权、全然接纳、停留在具体语言层面、重视细微差异等特色。似乎，当运用着"焦点解决美学"的视角来进行助人工作时，会让我们透过"简单但非容易""极简而非简化"的焦点解决短期治疗，更加领会到心理咨询工作中那份不可测、不可控的变化艺术性，也更能体悟到咨询专业伦理坚持的那份美丽。

《焦点解决短期疗法：更新迭代的实践2.0》有着深刻的哲学辩证与反思，有着清楚的观点与架构的说明，有着晤谈逐字稿的示范与补充，更有着焦点解决取向的过去、现在与未来。深信这本书对心理咨询师、教练、家庭治疗师、教育工作者、社会工作者、健康照护人员等，或任何于机构与组织的工作者，都能有所帮助，也能对投入于焦点解决取向的实务工作者大有启发。所以，在此邀请大家，借由骆宏博士团队的文字耕耘，"延展"焦点解决世界，赏析"焦点解决美学"！

许维素
于中国台湾
2022年8月

译者序

享受思维的冲浪

《焦点解决短期疗法：更新迭代的实践2.0》，书名本身就已经足够吸引人了。因为这很容易让我们产生一种日常生活中数字产品更新迭代的感觉。似乎阅读这本书后，我们将放弃老版本的焦点解决，而将采用全新升级的焦点解决2.0，甚至3.0。如果翻开这本书都和我们预料的一样，那么这本书绝对是一本很好的升级版工具书。当然，结果显然不是，心理疗法的升级大大不同于硬件升级，它并非是丢弃，而是在遵循"不变理"的基础上，教会我们如何面对与时俱进的"善变事"。更确切地说，它描述的是焦点解决短期治疗（Solution-Focused Brief Therapy, SFBT）不断进化的过程，让我们领略了SFBT被酝酿出来的过程，乃至最终的开花结果，甚至是现在的化茧成蝶。而这一切在作者笔下，都给人一种如数家珍、娓娓道来的感觉。对我而言，在阅读本书的过程中，慢慢升起了一个对SFBT颠覆性的认识，那就是：因为我们面对的来访者在不断与时俱进，他们的爱好，他们的追求，所处的环境，无一不在变化，那么我们有什么理由认为，焦点解决应当保持一成不变呢？可以说，更新迭代，本就是焦点解决的应有之义。这是国内迄今为止出版的唯一一本呈现焦点解决进化的译著。

作者马克·麦克高博士曾经讲到，焦点解决是临床哲学（clinical philosophy）范式，是一种哲思疗法，对于这一点我深感认同。在他描述的焦点解决演变史中，能让人强烈地体会到焦点解决的实用主义色彩。具体而言，就是对有效性的极端关注——在阅读的过程中，我们不需要时刻去关注什么是正宗的焦点解决，而是需要始终记得，来访者对接受治疗的评价才是真正的黄金标准。这也意味着我们可以去深入探讨焦点解决的理念和精神，同时不必担心焦点解决的技术被我们做了什么改动。一个规范实施的焦点解决，可以作为学员的示范，但如果没有了来访者的认可，只会沦为我们研讨的理论，其价值便不复存在了。这样重实操的理念，会让我们在实践焦点解决的时候，多一些"尊重的实用主义"。总之，我想，学习焦点解决之所以可以令我们乐此不疲，那是因为焦点解决不是让我们成为他们，而是让我们成为更好的自己。

新一代焦点解决带来了一个全新的思维冲击点。此刻想象一下，一只苹果或出现在愤怒的场景中，或出现在感恩的场景中，我们可以感受一下，苹果所激发我们产生的行为或动作意向有什么不同。所以，苹果不仅仅是苹果，它在情境中有一种"动允性"（affordance）。在新一代的焦点解决短程治疗中，麦克高博士正是引入了"生成性认知"来帮助我们理解焦点解决怎样可以更好地带到当事人。这种"原来可以如此思考"的感觉很奇妙，随之而来的是，我们会对为何要强调细节、细节、还是细节的焦点解决对话有了更为深刻的理解。

麦克高博士笔下另一个思维冲击点在于，他把美学的概念引入了焦点解决。在美学的视角下，我们对于焦点解决的理解带入了一种很美妙的感觉。尽管这种表述有着浓浓的个人品位，但美学的意象，一瞬间似乎让人有一种学用焦点解决不那么畏惧了的感受，内在的学习动力也增强了许多。

读完这本书，我有一种深深的相信，麦克高博士是非常享受焦点解决的学习和实践的，那种享受流露在字里行间，以及许许多多创意性的表达上。这份学用焦点解决过程中始终保持的愉悦体验，可能比焦点解决本身带给一个人的影响更大。

最后感谢：岳蕾（杭州焦典教育咨询有限公司）、谢琳（杭州师范大学临床医学院医学心理学教研室）、吴流铭（杭州师范大学附属医院儿童青少年心理门诊），三位女士为翻译倾注了大多时间和精力，还要特别感谢杨华京女士，她的扎实英语功底以及做事严谨认真，为最后的通稿校对添色不少。一并感谢世界图书上海出版有限公司的编辑芮晴舟女士，自从认识以来，一直高效合作！

骆宏博士
杭州师范大学儿童青少年心理健康研究所
杭州焦点解决学院
2022 年 8 月

马克·麦克高(Mark McKergow)的书对焦点解决实践的发展进行了全面而广泛的阐述，总结了该领域的知识现状，并探讨了这一治疗领域可能出现的变化和进步。据我了解，这是最为清晰的历程记录。

阿拉斯代尔·麦克唐纳(Alasdair Macdonald)博士
退休咨询精神科医师和相关研究员，
《焦点解决治疗：理论，研究和实践》作者

对SFBT的过去、现在和未来的精彩叙述，激励我们这些焦点解决执业者"拓展我们的世界"，从而去关注关键的发展；同时也激发了人们"拓展他们的世界"，从而把SFBT视为一种切实可行的方法！

彼得·桑德曼(Peter Sundman)
Taitoba研究所，赫尔辛基，芬兰

我和我的教练学校对本书期盼已久！我们终于得以阅读有关焦点解决思维和实践的最新发展，于一本书中获得全貌。我要把这本书推荐给所有想要懂得焦点解决并提高自身焦点解决业务能力的人。

克尔斯滕·迪罗尔夫(Kirsten Dierolf) MCC
Solutions Academy创始人，ICF认证教练培训学校，德国

马克·麦克高(Mark McKergow)在这本书中取得了惊人的成就。本书不仅介绍焦点解决实践扣人心弦的发展历史，还提供了有关治疗哲学的新见解。对每一位渴望成为富有成效的、高效的、备受尊重的教练和执业者来说，本书将成为一部时下的经典和参考书目。

安东·斯特拉曼斯(Anton Stellamans)，Il Faro，比利时

马克·麦克高(Mark McKergow)带领读者深入"焦点解决实践"的故事中，故事脉络涵盖了焦点解决概念和早期形成的影响，接着穿越到其困境和发展阶段——本阶段形成了有效、高效、合乎伦理且优雅的实践形式，而这一实践形式直到今天仍然被广泛教授和使用。对于如何达成良好的焦点解决实践，在实践中会发生什么，为什么这样做有效果，以及我们如何能以

令人信服且坚定有力的方式向别人解释以上种种，这本书提供了宝贵的参考，非常值得一读！

苏子·柯蒂斯(Suzi Curtis)，临床心理学家，
英国焦点解决实践协会认证负责人

这本书立足更大的治疗视角，针对目前水准最高的焦点解决短期治疗实践做出了简洁、流丽且全面的概述。令人振奋的是，如何透过在哲学和认知科学领域所引发的前卫生成主义运动的视角来理解这种特殊疗法的有效性，在本书中也做了长足的探索。本书所做的一系列工作是激动人心的全新起点，由此我们可以重新审视如何能够以效果和效率并重的方式提高人类心理健康和整体福祉。

丹尼尔·D·赫托(Daniel D. Hutto)，哲学心理学高级教授，
文学学院院长，澳大利亚沃罗隆大学

在这一新作中，马克·麦克高(Mark McKergow)对焦点解决短期治疗不断发展的实践提出了新鲜且令人兴奋的见解……本书回顾了焦点解决短期治疗的起源，及其发展为一种独特的、新治疗方法的历程，分析其当前原则和当下美学，尔后建立一个新的范式，以探索如何为我们的来访者和执业者持续"延展世界"的问题。把这些复杂的问题转化为解决方案，很符合我身为教练与即兴演讲者的直觉。探索马克的新见解、新想法、新方法将成为我与不同个体和团体一起工作的基石。

安德鲁·潘恩(Andrew Paine)，生活教练

就扩展焦点解决实践发展而言，本书是无出其右的经典之作。我们期盼已久的正是这样一部有关焦点解决实践持续不断、步履不停发展历程的著述。马克既处于这一历程的中心，又能欣然超越这一切。本书记录了这段长期发展历程中有目共睹的种种迂回与曲折，并且以远景观察和位于其中心的视角来审视。这是令人叹为观止的成就。

乔纳斯·威尔斯(Jonas Wells)，达拉那南区协调机构经理，
瑞典焦点解决实践协会主席

致 谢

本书借鉴了近30年的工作、学习和探索。这里要感谢的人很多。首先，我要衷心感谢史蒂夫·德·沙泽(Steve de Shazer)和茵素·金·伯格(Insoo Kim Berg)，他们在焦点解决(SF)第一次迭代中领导了焦点解决实践的发展，并为后续的工作打开了一扇门。我很激动，能够有幸结识二位并和他们并肩工作。在二位的同事中，我还要特别感谢盖尔·米勒(Gale Miller)——名副其实的"焦点解决实践的研究者"，感谢他多年来的鼓励和友情。

在伦敦举办的一次阿米思医疗(AMED)研讨会上，我与詹姆斯·威尔克(James Wilk)邂逅，接触到了焦点解决。当时天气酷热，我穿着一件羊毛西装昏倒在地，詹姆斯连忙叫来了医护人员。我非常感谢他为我指点了短期治疗(brief therapy)的方向。当我发现焦点解决后，和同事们一起创建了布里斯托尔解决团队(Bristol Solutions Group)，其中有：哈里·诺曼(Harry Norman)、约翰·亨登(John Henden)、珍妮·克拉克(Jenny Clark)、保罗·Z·杰克逊(Paul Z. Jackson)、凯特·哈特(Kate Hart)、罗恩·班克斯(Ron Bands)以及后来加入的阿拉斯代尔·麦克唐纳(Alasdair Macdonald)。我和保罗·Z·杰克逊(Paul Z. Jackson)长期协作并撰写了第一本有关焦点解决教练和组织变革的作品——《焦点解决》(*The Solutions Focus*)。这个过程中，在持续写作方面我学到了很多。

多年以来，我还和很多人一起工作过，他们的名字难以在此一一列举。伦敦BRIEF机构的克里斯·艾维森(Chris Iveson)、埃文·乔治(Evan George)和哈维·拉特纳(Harvey Ratner)慷慨地提供了培训、敞开联络与合作，并提供其办公室作为开会场地。慕尼黑 SySt 研究所的马蒂亚斯·瓦尔加·冯·基贝德（Matthias Varga von Kibed）和因萨·斯帕勒（Insa Sparrer）给予了极大的鼓励并展开了令人愉快的维特根斯坦式对话。多年来，我在 SF Work 的同事们帮助设计了应用焦点解决的新方法：罗伊·马里奥特（Roy Marriott，Shakyakumara）、安托瓦内特·奥格尔索普（Antoinette Oglethorpe）、布鲁斯·伍丁（Bruce Woodings）和史蒂夫·奥涅特（Steve Onyett）。斯坦努斯·克罗伊特（Stanus Cloete）和苏菲·盖斯勒（Sofie Geisler）为了和我们在一起常常要远途奔波。伊娃·佩尔松（Eva Persson）和令人非常想念的比约恩·约翰逊（Björn Johansson）多次邀请我和珍妮去卡尔斯塔德（Karlstad）工作，并创办了卡尔斯塔德团队（Karlstad Gourp），这在很多方面都被证明是走出了非常重要的一步。

SOLWorld 会议与活动的组织者和参与者（名单在 solworld.org 网站可见），欧洲短期治疗协会和英国焦点解决实践协会的会议总是为相互学习和分享创造绝佳的条件与环境。《互动》期刊（Inter Action Journal）的编辑同仁们一直以来为焦点解决的探新工作提供了大力支持，他们是：克尔斯滕·迪尔（Kirsten Dieal）（向我开放了她保存 SF 论文和文章的文档）、凯里·卡斯（Carey Cas）和安东·斯特拉曼斯（Anton Stellamans）。在研究维特根斯坦和生成主义方面，我从赫特福德大学哲学系的丹·赫托（Dan Hutto）、丹妮尔·莫亚尔-沙罗克（Daniele Moyal-Sharrock）等人那里得到了许多帮助，令我获益良多。我还有幸在 2013—2017 年成为该大学的访问学者，同时成为英国维特根斯坦协会的一员。

本书回溯焦点解决发展历史部分成形过程中，我也得到了许多人的帮助：布莱恩·凯德（Brian Cade）、温德尔·雷（Wendel Ray）、哈里·科曼（Harry Korman）、盖·申南（Guy Shennan）和阿拉德·麦克唐纳（Alasdair Macdonald）都十分慷慨地投入了精力。史蒂夫·弗拉特（Steve Flatt）帮助我了解了目前焦点解决短期疗法在英国的发展现状。本·克罗斯（Ben Cross）、塔拉·格雷顿（Tara Gretton）和克里斯·艾夫森（Chrs Iveson）为实践章节提供了关键的资料。我感谢珍妮特·巴维拉斯（Janet Bavelas）、萨拉·斯莫克·乔丹（Sara Smock Jordan）、彼得·德容（Peter De Jong）和哈里·

科曼（Harry Korman）允许他们的微观分析表格在第七章中被引用。

由于读者的参与，这本书得到了极大的改进。热心读者有：乔纳斯·韦尔斯（Jonas Wells）、苏西·柯蒂斯（Suzi Curtis）、彼得·桑德曼（Peter Sundman）、安德鲁·佩因（Andrew Paine）、利·琼斯（Leigh Jones）、苏菲·盖斯勒（Sofie Geisler）和安东·斯特拉曼斯（Anton Stellamans）。令我兴奋的是，艺术家艾米丽·奥尔彻奇（Emily Allchurch）以其独特的风格，为本书绘制了封面插图。

最后要说的是，如果没有珍妮·克拉克（Jenny Clarke），这一切都不可能实现——她是我的同事、同行旅伴、不折不扣的监督者、序位第一且严格度排名第一的编辑，同时也是我的妻子。感谢你所做的一切，珍妮！

目 录

第一章　导读　　1

第一部分　焦点解决短期治疗的发展　　15
　第二章　焦点解决短期治疗的起源——基于互动观点　　17
　第三章　创始人与焦点解决短期治疗　　33
　第四章　焦点解决短期治疗的演变：传播理念，定义实践　　52

第二部分　建构描述，延展世界　　71
　第五章　新生代焦点解决短期治疗的演进　　73
　第六章　拓展来访者的"世界"　　92
　第七章　执业者的角色　　113

第三部分　下一代焦点解决实践　　131
　第八章　焦点解决艺术画廊介绍　　133
　第九章　售票处：允许开始/进入　　138
　第十章　未来画廊：奇迹、平行世界及更多　　157
　第十一章　实例画廊：与更好的未来连接的实例　　173
　第十二章　礼品店（The Gift shop）：带走点什么？　　188
　第十三章　重访画廊：后续会谈　　204

第四部分　焦点解决美学 　　　　　　　　　　　　　221

　　第十四章　焦点解决美学：何为美，为何美　　　223

附录　译者注　　　　　　　　　　　　　　　　　237

第一章
导 读

> 改变一直在发生……促进改变的简单方法就是注意到有用的改变并放大它。

美国未来学家巴克明斯特·富勒（Buckminster Fuller）写道："你永远无法通过对抗现存事实来改变现状。要改变发生，就要构建一个新的模式，使现有的模式过时。"（Sieden，2011，第358页）这本书旨在表明，在精神疾病和个体变革领域，已经存有这样一种新的模式。它不依赖于诊断，也不依赖于医生和患者之间形成的传统意义上的治疗联盟。它似乎在不同的文化、阶层和社会等级中都有效。人们针对这种新模式进行了广泛的研究，不过有时候研究的方式可能并不符合旧的模式。而且，在最新的发展中，这种新模式完善了心理健康新图景，这是基于生成认知（enactive cognition）的整合范式。本书呈现了迭代升级的焦点解决短期治疗（Solution Focused Brief Therapy，SFBT），更广泛地讲，呈现的是焦点解决（Solution Focused，SF）实践的更新迭代。

SFBT经历了有趣而独特的演变过程。它在20世纪80年代末作为一种独特的实践形式出现，并迅速在各个方面得到提升。它根植于互动极简和家庭治疗的传统，目前这种模式在众多领域都得到广泛的普及与应用，涉及领域有社会工作、教育、教练、组织发展和公共服务等。不仅如此，随着每年越来越多国家级协会的成立，它在世界各地都被广泛应用。结果和研究显示都是很积极的——对大多数来访者来说，有成效的结果是持续且迅速的，具有长期的可持续性和很高的来访者满意度。很难想象，这样一个在很多方面都取得了巨大成功且具有巨大国际影响的项目，最先却是起源于威斯康星州密尔沃基市一个籍籍无名、特立独行的治疗项目。

不过，SFBT一直并将持续地、主要在精神卫生工作的主流之外发挥作用。其他的一些实践——如认知行为疗法（Cognitive Behavioural Therapy，CBT），通常被视为提供者的默认选择。植根于西格蒙德·弗洛伊德（Sigmund Freud）和卡尔·古斯塔夫·荣格（Carl Gustav Jung）工作的古老传统，在一些圈子里仍然具有相当大的影响力。从某些方面来说，这并不奇怪——新思想总是要同各种传统思维的力量做斗争，才能争得立足点。可以说，目前在学术界鲜少看到SFBT的身影（当然，也有一些值得尊崇和发展中的例外），这可能是因为SFBT更多是由一线从业人员所采用，且以经验性发展为主。

在我看来，SFBT在"创立"（相对于个人执业者）方面缺乏进展，比上述原因更直指根本。坦率地说，SFBT挑战了精神卫生领域的一些基本假设。如果要认真对待这一问题，意味着要打破几十年来的既定智慧。然而，SFBT执业者有力地**展示**（showing）了我们在做什么，但在能够向其他专业人士、学者和服务人员**探讨**（talk about）我们在做什么（而不是我们如何做）时，就不那么令人信服了。

因此，本书的目的有3个方面：

- 将SFBT领域的发展和过去30年SF的广泛实践结合起来，作为下一代执业者和研究者的一个连贯起点。
- 将这一新兴的实践与生成认知理论联系起来，生成认知是一个充满可能性的领域，它与SFBT共同创始人史蒂夫·德·沙泽（Steve de Shazer）等人所采取的理论立场产生了很好的共鸣。
- 结合这两种立场来展现SFBT，特别是在最新的进展中，如何"拓展了来访者的认知世界"——提供一个改变的理论，看一看SFBT为什么可能有效。最终，形成一个关于我们如何看待精神疾病的新观点，这一观点将适用于所有领域，可以为执业者和研究者提供一个潜在的新的努力方向。

我们将以新的方式来审视成规的实践，关于这些实践是如何工作、如何提高其效率，以及在未来如何进一步发展等方面，也将获得全新理解。

一个大胆的野心

我承认，这是一个大胆的野心。它的大胆不亚于1978年史蒂夫·德·沙泽(Steve de Shazer)、茵素·金·伯格(Insoo Kim Berg)和其他人在威斯康星州密尔沃基建立短程家庭治疗中心(BFTC)时的雄心壮志。在茵素去世前不久，她告诉我（以及在奥地利维也纳举办的2006SOLWorld会议上的全体观众），他们最初的动力是进一步发展短程治疗方法，作为对当时长程治疗方法依然处于主流地位的回应。

如今到了21世纪，针对长程治疗（至少风行长达20年的实践生涯中）的挑战似乎赢面已定。如今人们更感兴趣的是效率，资源是有限的，人们越来越意识到，患者和来访者需要知情的选择和参与权，而不是简单地把所有权力交给那些"全知全能"的专业人士。然而，长程治疗的一些理论假设仍然有着相当大的影响力——长程的治疗必然会是"更好的"；快速进步被认为是"逃向健康"；对进步的预期"会给来访者带来压力"等。

在这本书中，我将展示作为人类我们是如何运作的，从而表明那些假设造成了误导。我们现在所处的位置不仅要重塑实践，还要重塑美好生活的范式。实践起来可能是微妙的，而且会有一些细微的区别。然而，在这个"延展世界"的框架下，它们会更有意义。

一种"局外人"视角的传统

德·沙泽和茵素都是他们所在领域的局外人。在成为一名执业者之前，德·沙泽曾是一名拥有美术学位和社会工作硕士学位的专业萨克斯演奏家。茵素·伯格在美国获得理学学士和硕士学位之前，曾在韩国接受药剂学培训。茵素回忆道(Berg, 2007)，他们选择与来自不同领域的同事一起工作——"哲学家、教育家、社会学家、医生、语言学家，甚至工程师，以及最为普遍的心理健康专业人员"。

尽管我对短期治疗有着长期的兴趣，但在这一领域我同为局外人。我最初的博士学位是核物理，我的第一份工作是在核电站。（至今我还常半开玩笑地说，我是一名"康复中的物理学家"——这是借用著名的匿名戒酒会的说法。不过，这只是半开玩笑——我依然是一名坚定的科学家。）巧合的是，我也曾有过以专业级水平演奏萨克斯的经历。我曾作为管理顾问、培训师、教练和引导师与人们打交道，我把人生最好的 30 载年华投入到与焦点解决治疗师和执业者一起学习、写作、教学、发展、试验和讨论焦点解决当中。或许以局外人的身份更容易看到正在发生的事情，以及可能发生的事情。

为什么 SFBT 这么有趣？

为什么像我这样一个康复物理学家、管理顾问、局外人，会花费如此多时间去学习、使用和分享与 SFBT 相关的方法？是什么让这个领域如此值得关注和探索？我想把它浓缩为 5 个小标题：

- 有效
- 高效
- 合乎伦理/体现尊重
- 充满活力
- 优雅

有效

第一个问题自然是"它有效吗？"答案是肯定的，但要警醒的是，在治疗和人际关系领域，似乎没什么东西是永远"有效"的。布鲁斯·瓦姆波尔德（Bruce Wampold）和其他人（例如，Wampold & Imel，2015）合作的关于心理治疗中共同起效因素的研究指出，从业人员使用的特定技术和理论模型对最后总体的治疗结果只有很小的影响；而更为重要的是有效治疗的一些共同因素，包括治疗联盟、共情、期望以及文化适应（所有这些因素在 SF 实践中尤为凸显),读者们无疑也会意识到这些因素所起的作用。从这个研究结果的角度来看,大多数疗法在60%~70%的案例中是有效的。

近年来,人们开始把关注点从审视某种方法是否有效,转向关注个体执业者的治疗有效性。斯科特·米勒(Scott Miller)长期以来倡导这样一种方式(参见 Miller, Hubble & Chow, 2020年),利用简短的来访者问卷、集中的反思和评估来帮助执业者跟踪自己的结果。与传统观点相比,这是值得称赞的,同时也是一个可喜的进步——传统观点认为,理论比来访者更重要,"治疗时间则是越长越好"。

SFBT作为短期治疗传统的一部分,对最终结果保持着持续关注。史蒂夫·德·沙泽(Steve de Shazer)和茵素·金·伯格(Insoo Kim Berg)从一开始就做记录,并对来访者进行跟踪。在过去30年里,一个庞大的证据基础不断发展,其中大部分时间由精神病学家阿拉斯代尔·麦克唐纳(Macdonald, 2011, 2017)博士汇总编目。到2017年,这个列表已经增加到囊括10个元分析、7项系统综述、325项相关结果研究——包括显示从焦点解决模式中获益的143项随机对照试验,其中有92项研究显示优于现有的治疗方法。在100项比较研究中发现,有71项支持SFBT。另有9 000多个案例的有效性数据显示,成功率超过了60%,这些案例平均需要3~6.5次会谈。

在我看来,这是令人印象深刻的记录。在学术界(尤其是在医学领域),有些人认为这项工作有些差强人意,他们指出,上述研究证据中的大部分工作都缺乏精神病学诊断。由于SFBT不是一种诊断取向的方法,所以这种"缺失"实际上是一种福利。这就像早期关于航空旅行的统计研究中常常是打折扣的,因为使用马的数量和大小没有记录(历史上运输中涉及马是很正常的,根本不需考虑)。上述一些研究的统计来自护理和职业治疗等领域,与医生和科学家群体相比,这些领域历来显得不入流。无论出于什么原因,已有的证据并没有引起学术界对SFBT的突破性兴趣。我希望能为双方的互利与合作开辟一条新的路径。

高效

效率常常是治疗研究中被忽视的重要参数。而在尝试测量谈话疗法的普遍有效性，以及这一疗法中特定模式的有效性方面，人们已经投入了数十年高强度的工作。相比之下，很少有人会花精力去研究这些方法起效的速度有多快，这可能是因为优先权的权衡。半个世纪以前，对医生和来访者双方而言，要处理的问题是如此复杂，乃至于花费多年的治疗时间是必要的。当然，这里有一个重要的区别，这样的长程治疗是必要的（是基本需要，并且没有其他替代方法），以一种双方一致同意的共谋方式继续运用，并且进行中的双方都感到自在——至少其中一方可以靠这样的做法赚到不少钱。在下面章节中，我会讲到这种情境下的伦理规范。

相比之下，SFBT 一直是更为广泛的短期治疗传统的一部分。然而，公众对这一点知之甚少，所以有时我一旦发言就容易被听众理解为是在谈论"哀伤治疗"。我们将在下一章中看到，SFBT 与帕洛阿尔托心智研究所（Mental Research Institute，Palo Alto）开始于 20 世纪 60 年代的短期治疗项目有关联（参见 Weakland, Fisch, Watzlawick & Bodin, 1974）。这类工作一直把效率作为一个标志——仅仅让来访者好转是不能令人满意的，他们最好能尽快好转。这意味着，概括而言，会谈次数最好是个位数。在这里不是要把这样的次数与"简短"心理动力疗法传统混淆，后者大约需要 50 次治疗。（SFBT，就像其他强调互动的短期疗法，没有时间限制——在几个疗程内取得进展是一种默认的行业规范，而不是需要明文的规则。）

在大多数疗法都被认为有效的同时，为何相对效率没有得到更广泛的关注，颇令人费解。有强烈的伦理、实践和社会等方面的理由会让治疗更倾向于简短。我们当然没有权利浪费来访者的时间，同时又享有向他们收费的特权。只要更短的治疗是有效的，那么这些治疗对于来访者（能回归到他们的生活中）、来访者的家人们（不必承受过多或过久的担心）、来访者的职场（重新迎来高效的员工），以及需要为此付账单的人（可能是来访者，也可能是保险公司、某些国家计划等）来说都是更为可取的。

合乎伦理和体现尊重

当然，所有谈话疗法的执业者都会说，他们的工作是合乎伦理的、体现尊重的——即使是那些故意让来访者感到不舒服的极少数诊所（例如

Farrelly & Brandsma, 1989)也会宣称,他们这样做是为了来访者的长期利益。

然而,许多这样的诊所都围绕着执业者认为来访者需要做什么,然后就让来访者去做的观点。此外,执业者对于来访者的疾病和问题会有自己独特的语言体系,他们会用这样的语言体系来解读来访者的状况。在某些情况下,他们甚至会坚持让来访者学习用他们的方式说话,以表明来访者已经真正"理解"了正在发生的事情。

SFBT的伦理立场则更加直接。我们与来访者一起工作,朝着他们所描述的方向前进:他们的最佳希望、目标和想要的结果。我们用他们自己的语言作为起点来工作。我们不需要对梦进行详尽的解读,不需要揭示无意识的想法,不需要找到根本原因,也不需要克服负面情绪——所有这些,从SFBT的视角来看,都是执业者把自己的理解置于来访者对自己的理解之上。

相反,我们更看重来访者对于自己生活的体验、他们的支持网络,以及最重要的是他们自己的语言体系。来访者用词选择很重要,我们会以来访者的用词为起点,而不是用我们自己的(可能技术性更强,并且更有专业性)语言来替代。正如这本书所呈现的,执业者不是要扮演一个聪明的解读者,而是更像理疗师在锻炼一块一直在来访者身体中存在但却被忽视已久的肌肉。

在实践中,这意味着我们要非常认真地倾听来访者和他们的措辞,并培养我们内心些许超然的立场——我们关心来访者的进步而不以为功。来访者会经由自己的努力而获得成功——我们则提供帮助,我们的工作是支持来访者,而不是替他们工作。这跟"教练"的角色有点像,因而SF在教练领域的成功确实不是单纯的巧合。

来访者设定议程,考虑他们自身的处境和生活(包括他人的合法利益)。他们的话语主导了整个过程。作为执业者,我们对于他们在生活中抱有什么希望,什么对他们有用,以及他们如何在极为困难且挑战的情况下取得进步怀有强烈的兴趣。这通常被视为是一种相互尊重的关系——部分原因是把来访者置于中心地位,部分原因是我们对效率感兴趣,我们不希望或不期待这是一种长期的关系。我们不想接管来访者的生活(不像在某些精神健康情境中,"我们永远在你身边"会很快变成"你永远也摆脱不了我们")。

充满活力

　　SFBT 对话的焦点是来访者对工作和生活的希望，什么对他们有用（特别是与他们的希望相关的），尤其是那些对他们来说意味着进步的微小迹象。这些会在相当开放且鼓励的氛围中发生，而且，在这样的氛围中来访者会有足够的时间思考、调整并完善自己的想法。SFBT 聚焦于解决方案，而不是要强推解决方案。

　　似乎这种对人们想要什么以及什么对他们有用的双重关注，带来了一种有益的激励效果。来访者开始抬头，开始放松，开始参与，进而投入到对话中来……这是过程中很自然的一部分。在 SFBT 中，我们不会在开始工作之前特意去"建立融洽的关系"，因为无论建立怎样的联结，都是在这种开放的、以来访者为中心的理念下启动工作的一部分。目前积极心理学领域的一些研究（例如，Fredrickson，2009）表明，积极情绪与更广泛的注意力、创造力和对新的可能性的开放态度之间存在着普遍的相关。

　　有些人在 SFBT 的实际操作中，看到的是一个非常"积极正向"的过程。许多有经验的执业者会对此提出异议。他们会说，焦点并非在于积极与正向，而是在于要对来访者有用——即咨询工作中什么是有用的，此刻正在发生的什么是有用的，等等。对此，我的观点是，这种表面上的积极与正向是密切聚焦于来访者的需求和他们认为有用的东西的附加值，而非把积极与正向作为目标本身。如果来访者说这是积极且正向的，我们也会认真对待他们的话，我们跟来访者有什么好争辩的呢？

　　已经有一些明确的研究工作比较了聚焦问题（problem-focused question）与聚焦解决（solution-focused）的提问之间的不同影响。托尼·格兰特（2012）在教练从业的背景下研究了这一点，结果发现，聚焦解决（SF）的提问显著增加了积极效果（情绪状态），减少了消极效果，并提高了自我效能。请注意，这是在教练的情境下有意为之的行动。相比之下，在长程的聚焦问题治疗的情境中，来访者的眼泪和负面情绪的流露似乎更被视为成功。

　　注重充满活力的实践对于执业者来说，另一个重要的效果是，他们似乎更少遭受倦怠。例如，玛蒂娜（Medina）和贝伊巴赫（Beyebach）（2014）研究表明，基于优势信念的工作和 SFBT 培训都能减少倦怠，而基于缺陷信念的工作则会增加倦怠。这项研究还表明，把实践方向朝着更具协作性、"身后一步引导"，以及与团队成员和其他同事以更跨学科的方式工作（从 SFBT 的角度来看，这些都是被鼓励的）做调整，预计也会降低职业倦怠。

优雅

史蒂夫·德·沙泽、茵素·金·伯格及其同仁从一开始就树立了"以少做多"（doing more with less）的想法。这一理念不仅体现在有效的实践方面，还体现在放弃没有任何用处的实践方面。德·沙泽对奥卡姆剃刀定律（例如 de Shazer, 1985）赞赏有加，这是一个广为人知的原理，以 14 世纪的哲学家威廉姆·奥卡姆命名，它指出"如无必要，勿增实体"（Entities should not be multiplied unnecessarily）——换句话说，不做不必要的假设。我们要在权衡考虑中去掉不必要的假设。

作为短期治疗发展的一部分，德·沙泽、茵素和同事们一直在尝试简化他们的工作和思考。在很多方面，这与奥卡姆的威廉试图颠覆学院派哲学的努力相似，学院派哲学追求更复杂的模型，其认为最复杂就显然是最聪明的，因此也最接近真理。20 世纪来，随着心理学、精神病学和其他领域的扩展，类似的"奔向复杂"似乎正在发生，资深的临床医生们一个个出来做出预测，符合 DSM 诊断的患者人数越来越多，一系列令人眼花缭乱的"精神"现象被提出来用于解释患者的痛苦。

德·沙泽、茵素在帕洛阿尔托心智研究所的导师和老师们的带领下，开始通过重视实践的简洁性、效率和效果来应对这种浪潮。他们通过发展短期治疗来摆脱由弗洛伊德和荣格提出的液压假设理论（hydraulic assumptions）所代表的公认智慧，取而代之的是倡导真实的人与人之间的实际对话——这无疑是谈话治疗的动力。

我们由此看到，这种做法从关注传统的心理语言中走出来，转而关注互动（interactions），即来访者和他们周围的环境，包括和其他人之间的互动。这才是执业者与来访者之间互动的主体。"来访者头脑中"可能发生或可能没有发生的事情不需要被过多关注（这并不是说那里什么都没有发生，但谈论它没有多大意义)。那些把来访者看作是无助的乘客,受着自己感情、大脑、情绪以及生活经历和童年所支配的态度,以及对于来访者问题原因的探究,都可以先放到一边。

反之,来访者首先被视为是自己生活中的积极参与者,陷入不幸困境之人,可能正在为自己和周围的人寻求一条通往充实生活的道路。当前的工作就是以此为基础开展进行的积极探索,然后,而这些是在"人称语法"中进行的(例如,Harré,1997)——即谁和谁做什么?——而不是去寻求任何其他解释或因果术语。这是一种有着严格要求的实践,在某种程度上大大地不同于我们日常会话的习惯。而这本书既是帮助你练习它,也帮助你理解它的重要性。

至少对于我来说,这部分的 5 个标题很重要。我并不捍卫传统焦点解决实践的传统。如果有人能提供给我一个更好、更快、更彻底地实现这 5 件事的方法,我就会欣然采纳。近年来出现了一些有趣的发展,可能意味着一些新的有趣的可能性,例如亚科·赛科罗(Seikkula & Olsen,2003)提出的"开放对话"(Open Dialogue)。在此之前,我将继续探索焦点解决相关的实践。

关于这本书

在接下来的章节中,我们将考察 SFBT 在全球化趋势的实践发展以及 SFBT 在生成认知领域(在成长之中)中的新进展。生成性范式提供了一种方法,不仅让我们可以重新审视 SFBT 怎样是有效的,而且还提供了一种看似简单的实践如何成为治疗精神疾病的成功方法,在这里,"精神疾病"则是一个可能需要重新审视和重新定义的术语。我们将从两方面探讨本书的主要内容,就像在捏合,一方面探讨的是不受理论约束的实践发展,另一方面是可以指导实践的理论发展。

这个捏合的关键是 SFBT"拓展了来访者的世界"。变化之处不在于来访者做了什么,而在于看到了对他们敞开的有什么(来访者在这个过程中很可能会做一些不同的事情——但这都取决于他们自身)。尽管大部分的努力是要由来访者自己承担的,但这种拓展认知世界的工作是来访者和执业者之间合作的结果。这种看待 SFBT 的方式与路德维希·维特根斯坦

(Ludwig Wittgenstein)的哲学有着令人满意的一致性,这也使得维特根斯坦的作品令史蒂夫·德·沙泽(Steve de Shazer)在晚年为之着迷。它也是新一代哲学家和认知科学家最近感兴趣和发展的主题。用"拓展"这个词,而不是用"转化"或"重构"是经过仔细选择的——这一过程的影响在一开始还不确定,到后面就越来越凸显了。整个过程更像是园艺而不是工程学工作模式。

本书的第一部分着眼于 SFBT 的发展,从 20 世纪 50～60 年代的发起,到它作为一个独特的实践在 80 年代末出现,随后在世界各地和许多其他领域的传播。

第二部分考察了 SFBT 在 21 世纪的发展,这些发展促使新一代焦点解决实践具有了鲜明的特点和侧重。这些发展最初是由发起者提出的,他们强调与传统做法的连续性,这导致了实践中显现出一些明确但不总是被承认的不同。我认为,我们已经达到了另一种新的实践形式已经出现的点。第二部分的章节包括了从生成认知角度来看待精神卫生/疾病的新观点基础,也包括了治疗对话微观分析研究的新发展,以及在这种谈话治疗形式中对执业者角色的新评估。

第三部分通过"延展世界"的这一镜头,详细探讨了下一代 SFBT 的实践。这些章节以艺术画廊来隐喻焦点解决实践。从售票处开始,逐步进入关于未来、过去和现在经历的画廊。而后来访者经过礼品店走向出口,在礼品店里他们可能稍作停留,收集一些东西来记住对话。我们还将探讨后续谈话。这是一个十分有用的框架,它可以帮助我们记得,当我们面对现实中的来访者以及他们的实际状况时,什么是最重要的。同时,焦点解决模式也非常灵活,它可以以各种方式进行扩展,从而适应不同情境下的实践需要。

在每一章中,我们将分析实际的治疗性对话,并展示焦点解决执业者一些相当小的贡献是如何发挥关键作用,帮助来访者拓展他们的世界的。这些对话来自日常实践,因此并不完美——没有任何实际的交流能达到 100%的准确性,部分原因是我们在和现实中的人打交道,他们通常处于具有挑战性的情况下,正在尝试新的可能性;另一部分原因是这些交流(就像所有真实的对话一样)是即兴的,因此它们本身具有实验性和建设性。不过,这些对话形成了丰富的学习脉络,并在呈现新颖而清晰的理论观点的同时，允许实践中存在混乱与模糊。

本书的最后一部分将所有上述结合在一起，并以不同的视角来审视SFBT——作为一种美学：我们认为什么是美的？一直以来，焦点解决执业者会认为某些类型的事件是积极的、值得欢呼的，比如来访者分享权力和控制，快速完成治疗，细微差异是重要的——这与许多持有传统观念的治疗实践不一致。我认为，焦点解决在特定领域之外相对缺乏影响力，这不是研究、证据或实践的问题，而是由于审美上的差异所造成的误解。通过清晰地阐述焦点美学，我希望至少能够建立某种形式的基础，以便于和其他观点进行对话。

要点

- 本书旨在重新梳理焦点解决短期治疗（SFBT）自创立以来30余年的实践。
- 我们将SFBT与一些可见的新发展进行了链接，包括与生成认知研究领域的新进展，以及审视SFBT如何"拓展来访者的认知世界"。
- SFBT是一个值得终生学习和实践的领域，因为它不同寻常：
  - 有效
  - 高效
  - 合乎伦理/体现尊重
  - 充满活力
  - 优雅
- 本书分为4个部分：SFBT在既往实践和理论方面的发展；基于新理论发展的新一代SFBT实践的细致审视；借鉴画廊隐喻对SFBT每个阶段的回顾；最后，本书从美学角度对焦点解决实践做了总结。

参考文献

Berg, I. K. (2007). For students only: Originally published on the BFTC website, referred to in Brian Cade's obituary of Steve de Shazer and Insoo Kim

Berg. Retrieved from www.counselingsoft.jp/workshop3.html

de Shazer, S. (1985). *Keys to Solution in Brief Therapy*. New York, NY: W. W. Norton.

Farrelly, F., & Brandsma, J. M. (1989). *Provocative Therapy*. Capitola, CA: Meta Publications.

Fredrickson, B. (2009). *Positivity: Groundbreaking Research Reveals How to Embrace the Hidden Strength of Positive Emotions, Overcome Negativity, and Thrive*. New York, NY: Crown Publishers/Random House.

Grant, A. M. (2012). Making positive change: A randomized study comparing solution-focused vs. problem-focused coaching questions. *Journal of Systemic Therapies*, 31(2), 21–35.

Harré, R. (1997). *The Singular Self: An Introduction to the Psychology of Personhood*. New York: Sage Publications.

Macdonald, A. J. (2011). *Solution-Focused Therapy: Theory, Research & Practice* (2nd ed.). London: Sage Publications.

Macdonald, A. J. (2017). *SFBT Evaluation List*. Retrieved from https://solutionsdoc.co.uk/sfbt-evaluation-list/

Medina, A., & Beyebach, M. (2014). The impact of solution-focused training on professionals' beliefs, practices and burnout of child protection workers in Tenerife Island. *Child Care in Practice*, 20(1), 7–36. doi: 10.1080/13575279.2013.847058

Miller, S. D., Hubble, M. A., & Chow, D. (2020). *Better Results: Using Deliberate Practice to Improve Therapeutic Effectiveness*. Washington, DC: American Psychological Association.

Seikkula, J., & Olsen, M. E. (2003). The open dialogue approach to acute psychosis: Its poetics and micropolitics. *Family Process*, 42(3), 403–418.

Sieden, L. S. (2011). *A Fuller View: Buckminster Fuller's Vision of Hope and Abundance for All*. Nederland, CO: Divine Arts Media.

Wampold, B. E., & Imel, Z. E. (2015). *The Great Psychotherapy Debate: The Evidence for What Makes Psychotherapy Work* (2nd ed.). Abingdon, UK: Routledge/Taylor & Francis Group.

Weakland, J. H., Fisch, R., Watzlawick, P., & Bodin, A. (1974). Brief therapy: Focused problem resolution. *Family Process*, 13(2), 141–168.

第一部分

焦点解决短期治疗的发展

第二章

焦点解决短期治疗的起源
——基于互动观点

本章概述了焦点解决短期治疗（SFBT）的起源。SFBT 源自帕洛阿尔托的心智研究所（MRI）格雷戈里·贝特森（Gregory Bateson）在沟通方面开展的工作以及米尔顿·埃里克森（Milton Erickson）在催眠疗法方面的工作。对起源的探询帮助我们了解焦点解决是如何随着时间的推移而发展的，理论和实践的各个方面会从一个阶段延续到下一个阶段，有时在结束时会更像是出于传统而非主动的选择。

在整个互动短期治疗领域也有一些共同的元素。记住这些元素并了解它们在实践的后续版本中是如何构建起来的，也是很有指导意义的。一个领域的基本原则，即使在不太明显的情况下也常常是相关的。在艺术界，无论是抽象表现主义艺术家杰克逊·波洛克还是波普艺术大师安迪·沃霍尔，他们都是以拿起铅笔在笔记本上画周围的人和物这种传统的习画方式起步学画的。在他们风格迥异、各有魅力的作品中，我们很容易忽视这一基础，但它确实存在。同样地，我们现在做的和将来可能做的大量事情都在这些早期发展中早有预兆。我在这里讲述起源故事的目的，既是为了授予它应得的荣誉，也是为了指出几十年前就已出现的当下和未来的焦点解决（SF）实践的元素。

格雷戈里·贝特森，米尔顿·埃里克森和贝特森研究项目

互动短期治疗模式的演变可以说是从 20 世纪 60 年代帕洛阿尔托心智研究所（MRI）"正式"开始的。然而，没有什么是凭空而来的，MRI 的主角

们是如何取得如今的成就的,本身就值得重述。在这个故事中有一些真正变革性的发展,其中一些至今仍在被人热议。

格雷戈里·贝特森

英国人类学家、社会学家、语言学家、符号学家、控制论家格雷戈里·贝特森(Gregory Bateson,1904—1980)至今是一个仍能在短期治疗界引起分歧的人物。一些人认为他是 SFBT 的先祖之一,另一些人则认为他是一个备受争议的作家,既令人困惑,又发人深省。这两种观点都有一定道理,但没有人会质疑贝特森在把短期治疗发展的主要参与者们聚集到一起所发挥的作用,并且他的一些原创见解,直到今天在焦点解决实践中仍然清晰可见。

贝特森的父亲威廉姆是一位杰出的生物学家,他进行了有关遗传和生物变异的早期研究,并在此过程中创造了"遗传学"这个词。和父亲一样,格雷戈里也在坎普里奇的圣约翰学院读生物学。与父亲不同的是,他对社会的系统运作而不是生物系统产生了兴趣,并因此转向了人类学。在对新几内亚的土著文化进行了多次考察之后,他意识到观察者的世界观(这与他们的观察密不可分)和人类关系中循环因果关系的重要性。

贝特森观察到,当女人在观看男人表演时,男人会跳得更起劲,这反过来又激励他们达到了更高的表演水平。这种实现将交流从简单的信息传递概念(A 把 X 传递给 B)转变为循环、闭环和自我参照模式(A 做 X,这鼓励 B 做 Y,这反过来又使 A 做更多 X 或做更少 X 或做其他不同的事情)。这个简单的见解后来发展成了 MRI 对人类关系的"互动观点"。

1936 年,贝特森与人类学家玛格丽特·米德结婚。他们一起前往巴厘岛,部分是为了研究孩子们是如何被抚养和培养,继而又如何融入那个社会的文化当中。人们长期认为米德是被当地人欺骗和误导的,但对我们来说,贝特森做这项研究的方式远比工作的结果重要。在此之前的人类学研究之中,摄影被用来说明工作——一个项目可能会拍摄几十张照片,以供最终报告使用。然而,贝特森拍摄了大约 25 000 张照片。这些照片不是项目的说明,而是项目本身。尽管这种特殊的工作从来没有以书面形式记录下来,但把事件做记录的转变是短期治疗方法发展的另一个关键因素。

贝特森在20世纪30年代的兴趣之一是"分裂成因"——字面意思是分裂的产生。贝特森发明这个概念来解释他在新几内亚观察到的行为,他将分裂定义为"个体行为规范分化的过程,是个体之间累积互动的结果"(贝特森,1936,第175页)。在这些过程中,循环交流的形式被观察到逐步升级,最初的小差异发展成巨大的分歧鸿沟。有趣的是,这样的结果并非双方最初的意图——这是由双方一系列的逻辑步骤中浮现出来的。

在第二次世界大战期间,贝特森在美国战略服务办公室工作,将他的想法付诸实践。他设计了通信来迷惑和误导敌人。1942年5月,贝特森和玛格丽特·米德以及其他一些人参加了一个内部邀请会议,会议以脑抑制为主题,由小约瑟夫·梅西基金会组织。这次会议被美国控制论学会称为是"控制论聚会"(ASC, 2020)。会议议程中有两个演讲:心理学家霍华德·利德尔(Howard Liddell)介绍了条件反射,催眠执业者弥尔顿·埃里克森(Milton Erickson)介绍了催眠。就我们的目的而言,贝特森和埃里克森之间的联系是必不可少的。现在让我们来谈一谈这个迷人而又独特的人物,故事中的另一个关键角色。

米尔顿·埃里克森

米尔顿·H·埃里克森(1901—1980)是一位专业研究催眠的精神病学家和心理学家。埃里克森在威斯康星州农村的一个农民家庭长大,年幼时,埃里克森患有诵读困难症、色盲和小儿麻痹症,他通过使用自发的自我催眠——"创造性时刻"(Erickson & Rossi, 1977),以某种方式学会了克服这些障碍。埃里克森同时攻读医学和心理学学位,在很大程度上他是通过自学发展出了自己独特的治疗方法,并倾尽一生独自实践。正如我们即将看到的,他被贝特森及其他感兴趣的人"发现",这些人把他推向了更为广阔的公众领域。埃里克森最初学会克服的小儿麻痹症,在他50多岁时复发,他再次通过类似的自我催眠方法克服了疼痛,但他不得不开始使用轮椅并遭受慢性疼痛。然而这些磨难只是增加了戏剧性和他的吸引力,这一点很像晚年时期的斯蒂芬·霍金。

埃里克森的实践方法很难被简洁地下定义。的确，这可能也是它能够长时间吸引这么多聪明人的原因。通过使用催眠、间接语言和暗示、隐喻、矛盾任务，以及建立在来访者自己的经验和能力上的可变组合，埃里克森似乎有一种简单却出乎意料的方法来帮助来访者克服自身的问题。他的工作不是从缺陷的视角（专注于来访者不能做的事情），而是从利用他们能调动的任何能力、优势和资源的角度出发。事实上，他自己早期克服小儿麻痹的经验就是基于这样一种认识：他可以做出微小但自发的动作，他还可以重复并学习扩展这些动作。

埃里克森就自己的工作大量著述，通常都是与欧内斯特·罗西（Ernest Rossi）等合著者一起写作。他的作品集共计16卷，埃里克森基金会至今仍在印刷。几十年来，埃里克森的这一系列工作吸引了很多人，人们投入了大量的精力，试图弄清楚埃里克森是如何工作的，以及他是如何取得成功的。比尔·奥汉隆（Bill O'Hanlon）——后来的焦点解决实践早期先驱之一，为了能接近埃里克森并与他共度时光，成为埃里克森的园丁（Norman，1994）。后来奥汉隆开始出版他收集的埃里克森的案例（O'Hanlon，1987）。史蒂夫·德·沙泽也被埃里克森的工作迷住了，他告诉我，他花了很长时间试图根据所使用的干预类型对案例进行分类。但麻烦的是，不管他怎么做，总有一大堆乱七八糟的东西不能归为任何一类！

正如我们将看到的，贝特森与埃里克森的联系有了进一步延伸，贝特森会组织MRI的同事们每年拜访埃里克森几次，去观察、学习和提问。随着埃里克森与神经语言程序（NLP）的联合开发人员理查德·班德勒（Richard Bandler）和约翰·格林德（他和埃里克森也是由贝特森介绍认识的）接触，他的影响变得更加广泛。他们都试图模仿埃里克森间接沟通和影响的风格。比尔·奥汉隆说埃里克森在他生命的最后时刻与NLP世界非常疏远，——"班德勒和格林德与我待了4天，他们认为自己于一小小果壳中囊括了我的技术精髓，但他们得到的只是果壳。"（Norman，1994）埃里克森学派至今依然绵延存在。

埃里克森生前与身故后，人们普遍认为他是某种天才人物，史蒂夫·德·沙泽把他敬称为"埃里克·聪明"（de Shazer，1994，第33页）。多年来，埃里克森的风格在短期和战略性治疗中产生了巨大的影响，同时也被证明是很难复制的，不过也有一些关键元素在几次迭代的实践中传承下来，在如今的焦点解决实践中仍然可见。埃里克森对人们能做什么（而不是他们不能做什么）的兴趣已经发展为对优势和资源的更广泛的兴趣。埃里克森曾因聘请一位自称是耶稣基督的病人帮他做书架而出名，理由是他有木工经验（Gordon & Meyers-Anderson，1981，第 43 页）。他对病理学不感兴趣，但他非常热衷于让人们做一些事情并使他们积极参与到自己的治疗中来。直到今天，他的提问方式充满了对意识、能力和可能性的预设。他的"水晶球技术"是一种时间伪定向法（Cooper & Erickson，1954），被史蒂夫·德·沙泽（1985）讨论和改进，可能为我们再熟悉不过的奇迹问题播下了种子。

讲到这里，我们的故事有点跳跃了，下面的故事场景回到了第二次世界大战后的纽约。

贝特森研究项目

第二次世界大战后，贝特森成为新兴控制论科学的关键人物，研究机械和有机环境下的信息、反馈和控制。在 20 世纪 40 年代后期，两个相似但独立的研究流派发展起来：控制论和一般系统理论。在第二次世界大战前，贝特森注意到这两个流派双双对自我参照循环模式感兴趣，第二次世界大战后这一兴趣被电子控制系统、计算机的出现和发展，以及更广泛和更抽象的信息传播的使用价值进一步推动。由路德维希·冯·贝塔朗菲（Ludwig von Bertalanffy）领导的一般系统理论，从一个更高水平和全局视角论证了这种系统的潜力和可能性。由诺伯特·维纳（Norbert Wiener），沃伦·麦卡洛克（Warren McCulloch）以及其他一些人所主导的控制论，则重点研究了防止这类系统移出特定作业区域的限制措施。精神病学家卡洛斯·斯鲁兹基（Carlos Sluzki）观察到，"这两个模式的发展仿佛彼此不了解，但却具有如此惊人的相似性，它们之间的区别似乎主要是由于研究领地的原因而被保留下来"（Sluzki，1985，第 26 页）。

贝特森在控制论阵营中发挥了主导作用，他参加了由沃伦·麦卡洛克主持的一系列梅西会议（Macy Conference）。梅西会议旨在从多学科的角度来审视"人类思维的一般运作方式"(ASC，2020a)，这在当时是非同寻常的。会议主题包括了信息理论、自反性、自我调节、神经网络、学习和后来的认知科学的开端，以及如何将这些理论应用于群体过程。贝特森的长女玛丽·凯瑟琳(Mary Catherine)回忆起那段时期，"控制论之父"诺伯特·维纳(Norbert Wiener)经常来访，"抽着难闻的香烟，滔滔不绝地说出他最新的一些想法……丝毫不在乎别人的反应"(Bateson，1984)。值得注意的是，在电子控制系统、新兴的计算机范式和假定的人类思维工作之间，出现了所谓平行现象——这种平行现象也被认为在许多领域至今依然存在(我将在本书的后面予以驳斥)。

一天，贝特森正在思索麦卡洛克给他的一个算式，这时电话响了，电话里那个有点紧张的年轻人自我介绍说，他叫托恩·威克兰(John Weakland)，是文化人类学专业的学生，对贝特森的研究感兴趣。当听说威克兰以前是一名工程师，贝特森打断了他，说："马上过来。"并向他请教麦卡洛克给的算式(Ray，1999)。一段关系由此展开，并将对社会科学、团体、家庭和组织进入21世纪产生深远影响，威克兰作为贝特森项目的核心人物参与其中。他也是心智研究所和短程治疗中心的核心成员，是史蒂夫·德·沙泽的导师、督导和朋友，直到近40年后威克兰去世。

贝特森提出了一个研究项目，研究中断的、混乱的和矛盾的交流是如何导致一些所谓"精神疾病"的行为模式的。1952年，他从洛克菲勒基金会(Rockefeller Foundation)获得了一笔赠款，并在格林威治村(Greenwich Village)彼得后院(Peter's Back Yard)餐厅举行的庆功晚宴上，邀请威克兰参与这个项目(Weakland，in Ray & de Shazer，1999，第4页)

威克兰搬到了西海岸和贝特森在一起，他们在加州门洛帕克的退伍军人医院开了家机构。贝特森还招募了杰伊·海利(Jay Haley)和威廉·弗莱(William Fry)，他们一起研究人类交流中的抽象悖论。这是一项灵活多变的工作：他们引入了一种新颖的做法，收集医院里与精神分裂症患者的访谈录音(扩展了贝特森的人类学文献方法)，并研究了他们的对话模式。他们都对电影评论感兴趣，并就中国、德国和美国的电影交换意见。他们甚至到动物园观察动物的交流。贝特森总是对观察高度抽象的事物感兴趣，因而他的兴趣超越了仅限于针对人类交流的研究，也就不足为奇了。

弥尔顿·埃里克森也来做访问研究，以他脚踏实地的风格做出了贡献。贝特森还招募了曾与哈里·斯塔克·沙利文（Harry Stack Sullivan）共事过的精神病学家唐·杰克逊（Don Jackson）。沙利文在这些发展中所起的作用有时被掩盖了，在这里有必要凸显一下。沙利文在20世纪20年代接受了精神分析学的系统培训，他对人际关系所起的作用感兴趣，并提出了这样的观点：在他的患者的经历中，是人际相互作用的动力而不是西格蒙德·弗洛伊德（Sigmund Freud）青睐的内在冲动发挥了关键作用。沙利文创造了"生活中的问题"这个表达，以此来对应所谓的"精神疾病"，并以此让人们注意到，医生的首要目标是帮助患者生活得更好。当然，这种思想至今仍然体现在焦点解决实践中，我们总是对人们的日常生活感兴趣。

贝特森研究交流项目的成果随着论文《朝向精神分裂症的理论》(Toward A Theory of Schizophrenia)(Bateson, Jackson, Haley & Weakland, 1956)的发表达到了顶峰，该论文中提出了著名的"双重束缚理论"(double bind)。今天阅读这篇文章时，它的内容远没有它的研究目的重要。作者试图证明精神分裂症，这一种定义不明确但被广泛诊断的疾病，可能是由一系列沟通悖论导致的，这些悖论将患者的思维置于一种不可能的逻辑境地，使其无法前进、返回或逃脱，由此产生的紊乱行为可以被视为是对疯狂状况的理智反应。这样的分析细节也导致了很多的误解，人们提出要识别出"束缚者"和受害者，因此这样的研究没能经受时间的检验，但更重要的结果是，推出了我们故事的下一个阶段：从交互性和系统模式角度来就精神疾病和治疗做工作。

贝特森本人逐渐淡出了这项工作，把注意力转移到了其他事情上，包括心智、信息、环境和意识之间的密切控制论联系。他于1980年去世。布赖恩·凯德（Brian Cade, 2007）回忆起托恩·威克兰（John Weakland）曾经说过，项目团队在很多时候都很难理解贝特森，但是贝特森在筹集资金、为他们与埃里克森牵线，并鼓励他们坚持自己的想法方面发挥了重要的作用。现在我们有机会在诺拉·贝特森（Nora Bateson）的电影《心智》(An Ecology of Mind)(Bateson, 2010)中见识到，是什么启发了他们。贝特森的小女儿制作了一个有关其父亲生活和工作的有趣故事，其中包括他在20世纪70

年代会议上发言的镜头。虽然贝特森的写作一丝不苟,但当他站在讲台上,会呈现出迷人、诙谐的风格,他博学多识,启发人心,又相当顽皮。难怪他对这么多人有这么大的影响力。

心智研究所、家庭治疗和短期治疗中心

1958年底,心智研究所(MRI)在加州帕洛阿尔托成立。唐·杰克逊(Don Jackson)发挥了重要作用:他筹集了资金,组建了董事会,招募了一批研究人员,并成为首任董事。医学博士朱尔斯·瑞斯金(Jules Riskin)担任助理主任,维吉尼亚·萨提尔(Virginia Stair)担任培训主管,托恩·威克兰(John Weakland)和杰伊·哈利(Jay Haley)担任研究助理。有一段时间,他们与贝特森项目共用一个工作场所。贝特森本人虽然经常参与其中,但他并非正式一员。他的第三任妻子露易丝是MRI研究助理。后来,保罗·瓦兹拉威克、理查德·菲施(Richard Fisch)、塔内特·巴维拉斯(Tanet Bavelas)、林恩·霍菲南(Lynn Hoffinan)、林恩·西格尔(Lynn Segal)等人也加入了他们的行列。该组织发展出了家庭治疗的理念,并提供了由联邦资助的首个以家庭治疗为主题的培训,培训手册后来成了经典著作《联合家庭治疗》(Satir, 1964)。

术语"联合"在这里的意思是患者和他们的家人同来就诊,治疗师与整个家庭成员或"系统"一起工作。从相互作用的角度来看,患者的问题应该放在他们与周围人,通常是与家人的相互作用背景下来看待,并且问题通常也是由患者与家人相互作用而造成。一家人同来就诊,这样他们的故事都可以得到倾听,但更重要的是,他们之间的互动可以被观察到。治疗团队最感兴趣的就是这些互动,在治疗室中和就诊的当下随时可见。这里有个假设是,家庭成员之间的动态和反应被认为是维持问题的一部分。这些行为模式恰恰是治疗团队在寻求识别和中断的,这样做是为了让新的行为得以发展。为了更清楚地看到这些模式,研究团队的大多数人在单向镜后面观察整个治疗过程,通过这面镜子,他们可以看到一家人,但这家人看不到他们。

当然,至少有一位治疗团队的成员和这家人在一个房间里,与他们交

流、提问、提供反馈、进行干预等。通常的安排是，团队可以通过电话联系治疗师，让治疗师问一些问题，采取一些干预措施。在一次治疗接近尾声时，治疗师通常会离开房间，在镜子后面与团队进行磋商。他们在一家人的视线之外进行一场讨论，之后治疗师回来对治疗过程做一个总结，并提出下一次治疗前一家人需要解决的任务。有时在一家人离开后，这些讨论还会继续进行。

20 世纪 60 年代和 70 年代的家庭治疗是彻底的干预主义，治疗师认为自己在设计任务，以打破互动模式，使家庭进入新的行为，有时关于镜子后面的对话，他们并不会诚实地转述给参加治疗的家庭。不过，这样的家庭治疗中的一些元素，对于今天的焦点解决执业者来说已经相当熟悉了——关注此时此地正在发生的事情（而不是过去一些假定的原因或病理）、休息、会话结束时的反馈。家庭治疗一直持续到今天，并且已经发展成为一种不那么耍滑、更为合作的姿态。

短期治疗中心

1966 年，短期治疗中心在 MRI 内部成立，中心由迪克·菲什（Dick Fisch）领导，成员包括约翰·威克兰（John Weakland）和保罗·瓦兹拉威克（Paul Watzlawick）。这个团队在实践方面产生了深远的影响，并形成了一系列重要的思想、模式和技术。然而，目前依然不清楚是什么引领他们获得了这样的进展。MRI 的档案员温德尔·雷（Wendel Ray）认为他们热衷于针对个体进行家庭治疗的探索。联合家庭治疗的一个关键假设是，全家人都应该参加，但这在实践中并非总是可行的。是否有可能与家庭或系统中的某成员合作，并通过他们进而在更大范围内产生影响和改变呢？

唐·杰克逊（Don Jackson）于 1968 年去世，时年 48 岁，如果不是英年早逝，他一定会在其中扮演更重要的角色。当时威克兰观察到：

> 杰克逊最根本的贡献在于，他成为第一批提出看待事物要关注人们当下在彼此之间做什么，而不是拘泥于行为只是依赖于来自内部的东西，与人们生活的世界没有关系的想法。

（Weakland, n.d.）

短期治疗中心背后的另一个驱动力是明确地致力于有效的实践。这个团队发展了杰伊·黑利(Jay Haley)的《心理治疗策略》(*Strategies of Psychotherapy*)(Haley,1963)一书的一部分,这本书深受弥尔顿·埃里克森工作的影响。他们热衷于发展黑利的观点,特别是聚焦在来访者提出的抱怨并紧贴下去工作,而不是去寻找假定的"更深层次"或所谓的"潜在"的原因。黑利在 20 世纪 60 年代中期离开了心智研究所,大约在 70 年代成了战略家庭治疗的主要开发者。

大约在这个时候,保罗·瓦兹拉威克(Paul Watzlawick)开始了这一互动革命中的关键文本的创作——《人类沟通的语用学》(*Pragmatics of Human Communication*)(Watzlawick,Bavelas & Jackson,1967)。这本书提出了一个新的标准和方法来看待实际的交流(从实际的对话中获得),而不是从一个更抽象的语言学基础开始。珍妮特·巴韦拉斯(Janet Bavelas)作为一名研究生参与了这本书的创作。她至今还在通过仔细检查所说的和所做的(包括所有的停顿,嗯、呃、打断等)来研究治疗方法和其他对话方法,以此来更多地了解语言在与来访者的工作中实际是如何使用的。她在微观分析方面的工作提供了一些有趣的线索,我们将在后面介绍。在这一点上,注意到使用实际对话来进行研究和学习是有用的,这是贝特森项目风格的延伸,心智研究所、短期治疗中心和焦点解决的工作人员至今都在使用,实际上这也在本书中有所体现。

采用家庭治疗的形式,短期治疗中心的团队开始在针对个人和夫妻的工作中进行实验,并把疗程限定为 10 次。实验包括了单向镜后面的团队、不断地录音和整理,以及"尝试任何我们认为是合法和合乎伦理的,而不管它是否是传统的"的开放性(Weakland,引用 Cade,2007,第 39 页)。

到 20 世纪 70 年代早期到中期,这个团队已经发展出了一种明确的、可用的和可传授的方法——第一个真正的互动短期疗法,也被称为短期疗法的 MRI 模型或问题解决短期疗法。这在经典论文《简要治疗:聚焦问题的解决》(Weakland,Fisch,Watzlawick & Bodin,1974)中有所阐述,基于《变化:问题形成和问题解决的原则》(Watzlawick,Weakland & Fisch,1974)中提出的第一序和第二序改变的内框架操作。更广泛的研究视角出现在《互动观点》(Watzlawick & Weakland,1977),并在《变革的策略》

(Fisch，Weakland & Segal，1982)中达到顶峰。

短期治疗的 MRI 模型

从早期心智研究所主要出版物的标题中可以看出,短期治疗的 MRI 模型主要关注问题的解决。在这种方法中,问题与困难是两个截然不同的概念。困难指的是"可以通过一些常识性的行动来解决的不受欢迎的事态"(Watzlawick，Weakland & Fisch，1974,第 38 页)。例如,房间太热,有人打开了一扇窗户。这并不需要什么解决问题的特殊技能,是可以通过第一序改变(系统内部)来解决的,并且是日常生活中经常产生的体验。

然而,人们并不仅仅带着困难来接受治疗。对于 MRI 团队来说,当困难处理不当并持续存在时,问题就出现了,导致进入死结、纠缠或陷入僵局等。在整个家庭糊里糊涂试图采取行动解决问题的过程中,问题反而可能被进一步固化了!这就形成了一个恶性循环,"更多的一成不变"只能导致"更多的一成不变"。由于问题常常是错误的解决方案持续误用的结果,所以,治疗师的工作就是让他们停止当前的做法,转而去做点别的事情。一旦他们找到了有效的方法,他们只需要做更多。这就引出了短期治疗 MRI 模型的 3 个关键原则(引用于 de Shazer & Berg，1991):

1. 无损不补。
2. 无效求变。
3. 有效多做。

这些原则中的第一个是提醒治疗师,紧贴来访者的抱怨,不要自作聪明,试图把来访者的抱怨变成其他的东西,或自以为看到了隐藏在抱怨背后的其他东西。什么东西是否损坏,并非由你说了算。

第二个原则是短期治疗 MRI 模型的核心——问题模式是由来访者和(或)他们周围的人目前正在做的事情来维持的。这一核心思想本身就是一个关键的突破。早期心理疗法的观点认为,持续存在的问题是一个由过去所发生事情的长期表现所决定的(因此,必须以某种方式加以解决)。因此我们说,改变当前正在发生的事情就足以推动事情向前发展。

然而,知易行难!如果来访者在做他们认为是常识性的事情,他们首先必须要改变的是这种观念，停止做那些原本认为是正确的事情。因此，每次疗程结束时的信息反馈就变成了一种"推销工作"，来访者必须以某种方式被说服，至少要尝试治疗师和团队所提出的建议。这些任务可能是行为层面的（做这个而不是那个）、矛盾的（例如，做更多似乎导致问题出现的事）、放慢速度（当来访者似乎用力过猛，或者一动不动），或运用与他人的关系（聚焦于关键的第三方可能做某事或不做某事）。

第三个原则——有效多做，这就是当问题维持模式被打断，更多有用行为开始出现时的情况。这些方式将被反复讨论和验证，来访者将被指导着去继续扩大那些有帮助的事情。心智研究所（MRI）的最初工作测量了97个病例，结果发现有40%的病例显示成功，另外32%显示有显著改善（Weakland，Fisch，Watzlawick & Bodin，1974）。论文作者们指出，这与各种形式的长期治疗的结果大致相当。

所有这一切都是在类似家庭疗法的设置中进行——一名执业者与来访者同在房间里，治疗团队通过单向镜（或者后来出现的闭路电视）观察，执业者在咨询收尾的休息暂停中与治疗团队探讨，然后把讨论的结果反馈给来访者。MRI团队非常热衷于将这些疗程用磁带录音，这是与贝特森实践的又一个连接。1994年，当我去参加MRI的强化培训课程时，我发现那里到处都是磁带，有些磁带已有几十年的历史了。一个难忘的经历，就是跟保罗·沃茨拉威克（Paul Watzlawick）、迪克·菲什（Dick Fisch）和其他人围坐一起学习（还有吃比萨）。

创始成员陆续去世后，MRI短期治疗中心继续运营。2007年迪克·菲什退休后，卡琳·施兰格（Karin Schlanger）接任主任一职。该中心位于帕洛阿尔托市米德尔菲尔德路555号一座历史悠久的建筑，多年来很多伟大的工作在这里进行。2019年该中心做出了迁出这座历史建筑的决定，至少该中心暂停了与来访者的直接合作，但该中心仍计划继续在南美设立办事处并扩大规模。

沿用至今的关键基础思想

在焦点解决（SF）执业者的眼里，当今的MRI短期治疗（目前全球仍有许多追随者在实践运用)有些方面看起来颇为奇怪。聚焦问题、对"更多的一成不变"的兴趣造成问题固化,以及打破问题模式的任务,这些对我们来说都是陌生的。然而,这项工作的许多方面在当前的 SF 实践中仍然有活力,并颇受欢迎。这些方面包括:

- 对工作采取非病理的立场,不试图用一般意义上的概念去定义疾病、状况,而是把特定的来访者放在他们自身的情景中去考量。
- 避免问"为什么?"这倾向于导致"个体化、唯意志主义和对人类行为的理性化,主张聚焦于相互作用和影响的系统上"(Weakland, Fisch, Watzlawick & Bodin, 1974,第 150—151 页)。
- 不是探询来访者的"洞察力",而是让来访者参与行为改变。
- 不仅仅把短期治疗看作是"急救"或次优选择,而是将其视为能够提供持久的改变。
- 从一开始就认真对待来访者的想法并一以贯之。
- 对来访者特定的、具体的、交互的细节保持浓厚的兴趣。
- 在抱怨的细节和可能采取的行动方面"从小处着眼"。
- 当下的改变,此时此地的改变,就足以推动事物改变。
- 在工作中充分利用来访者的特质、资源和所处情境(灵感来自米尔顿·埃里克森)。
- 采取一种明显的无知或困惑的"低位"立场(并邀请来访者自己澄清情况),而非表现出强硬态度。
- 与来访者达成协议,通常在 10 次治疗期限之前须终止治疗。来访者可以根据需要把"没有用完的治疗次数"暂存起来。

1974 年是非常特别的一年,除了经典著作《改变》(*Change*)和《聚焦问题解决》(*Focused Problem Resolution*)的出版,还有另一个重要原因,因为在那一年,史蒂夫·德·沙泽发表了他的第一篇论文《摆脱困境:推动家庭变化的一些变革策略》(On getting unstuck: some change-initiating tactics for getting the family moving)(Steve de Shazer, 1974)。德·沙泽已经沿

着类似的思路在思考和实践了。关于史蒂夫·德·沙泽和茵素·金·伯格的故事,以及 SF 短期治疗的发展,我们将在下一章展开。

要点

- 格雷戈里·贝特森对交流和反射系统的兴趣是这一传统的关键起点,他热衷于录音并记录日常事件。
- 米尔顿·埃里克森的治疗工作是另一个关键的起点,他将重点放在来访者的具体情况以及他们的背景、优势和能力上。
- 贝特森研究项目吸引了包括约翰·威克兰、唐·杰克逊和杰伊·哈雷在内的主要参与者。他们联手协作,为后来的交流和治疗的互动观点的发展提供了一个起点。
- 帕洛阿尔托市的心智研究所(MRI:Mental Research Institute)是从贝特森项目中发展起来的,在联合家庭治疗和短期治疗的发展中发挥了关键作用。

MRI 短期治疗中心开发了第一种互动短期治疗方法,这一方法中的一部分至今仍在焦点解决实践中被使用。

参考文献

ASC. (2020). *The Coalescence of Cybernetics*. Retrieved from www.asc-cybernetics.org/foundations/history2.htm

ASC. (2020a). *Summary of the Macy Conferences*. Retrieved from www.asc-cybernetics.org/foundations/history/MacySummary.htm

Bateson, G. (1936). *Naven: A Survey of the Problems Suggested by a Composite Picture of the Culture of a New Guinea Tribe Drawn from Three Points of View*. Cambridge: Cambridge University Press.

Bateson, G., Jackson, D. D., Haley, J., & Weakland, J. (1956). Toward a theory of schizophrenia. *Behavioral Science*, 1(4), 251-254.

Bateson, M. C. (1984). *With a Daughter's Eye*. New York, NY: William Morrow.

Bateson, N. (Producer & Director). (2010). *An Ecology of Mind: A Daughter's Portrait of Gregory Bateson* [Motion Picture]. Chico, CA: Impact Media Group.

Cade, B. (2007). A history of the brief solution-focused approach. In T. S. Nelson & F. N. Thomas (Eds.), *Handbook of Solution-Focused Brief Therapy: Clinical Applications* (pp. 25 – 63). Binghamton, NY: Haworth Press.

Cooper, L., & Erickson, M. H. (1954). *Time Distortion in Hypnosis: An Experimental and Clinical Investigation* (2nd ed.). Baltimore, MD: Williams and Wilkins.

de Shazer, S. (1974). On getting unstuck: Some change-initiating tactics for getting the family moving. *Family Therapy*, 1(1), 19 – 26.

de Shazer, S. (1985). *Keys to Solution in Brief Therapy*. New York, NY: W. W. Norton.

de Shazer, S. (1994). *Words Were Originally Magic*. New York, NY: W. W. Norton.

de Shazer, S., & Berg, I. K. (1991). The brief therapy tradition. In J. H. Weakland & W. Ray (Eds.), *Propagations: Thirty Years of Influence from the Mental Research Institute*. New York, NY: Haworth.

Erickson, M. H., & Rossi, E. (1977, July). Autohypnotic experiences of Milton H. Erickson. *The American Journal of Clinical Hypnosis*, 20, 36 – 54.

Fisch, R., Weakland, J., & Segal, L. (1982). *The Tactics of Change: Doing Therapy Briefly*. San Francisco, CA: Jossey-Bass.

Gordon, D., & Meyers-Anderson, M. (1981). *Phoenix: Therapeutic Patterns of Milton H. Erickson*. Cupertino, CA: Meta Publications.

Haley, J. (1963). *Strategies of Psychotherapy*. New York, NY: Grune and Stratton.

Norman, H. (1994). "If you meet Bill O'Hanlon on the road … kill his metaphors!": An interview with Bill O'Hanlon, *Rapport*, 24, 62 – 64.

O'Hanlon, W. H. (1987). *Taproots: Underlying Principles of Milton Erickson's Therapy and Hypnosis*. New York, NY: W. W. Norton.

Ray, W. A. (1999). Introduction. In W. A. Ray & S. de Shazer (Eds.), *Evolving Brief Therapies: In Honor of John H Weakland*. Iowa City, IA:

Geist and Russell.

Ray, W. A. (n.d.). *The MRI*. Don Jackson Memorial Website. Retrieved from https://web.archive.org/web/20070609080835/www.mri.org/dondjackson/mri.htm

Ray, W. A., & de Shazer, S. (Eds.). (1999). *Evolving Brief Therapies: In Honor of John H Weakland*. Iowa City, IA: Geist and Russell.

Satir, V. (1964). *Conjoint Family Therapy: A Guide to Theory and Technique*. Palo Alto, CA: Science and Behavior Books.

Sluzki, C. (1985, May-June). A Minimal Map of Cybernetics. *Family Therapy Networker*, 9.

Watzlawick, P., Bavelas, J. B., & Jackson, D. (1967). *Pragmatics of Human Communication: A Study of Interactional Patterns, Pathologies and Paradoxes*. New York, NY: W. W. Norton.

Watzlawick, P., & Weakland, J. H. (Eds.). (1977). *The Interactional View: Studies at the Mental Research Institute Palo Alto 1965 – 1974*. New York, NY: W. W. Norton.

Watzlawick, P., Weakland, J. H., & Fisch, R. (1974). *Change: Principles of Problem Formation and Problem Resolution*. New York, NY: W. W. Norton.

Weakland, J. H. (n.d.). *Quotes from MFT Leaders*. On the archived Don D Jackson memorial website. Retrieved from https://web.archive.org/web/20070609081013/www.mri.org/dondjackson/quotes.htm

Weakland, J. H., Fisch, R., Watzlawick, P., & Bodin, A. (1974). Brief therapy: Focused problem resolution. *Family Process*, 13(2), 141–168.

第三章
创始人与焦点解决短期治疗

本章追溯了焦点解决短期治疗(SFBT)的诞生,以及 SFBT 在密尔沃基短期家庭治疗中心(BFTC)的发展,该中心由史蒂夫·德·沙泽(Steve de Shazer)和茵素·金·伯格(Insoo Kim Berg)领导,与同事以及一些追随伙伴共建。德·沙泽倾向于把 SFBT 思想当作一种"传闻"(Miller & de Shazer, 1998),他可能会不赞同这本书对 SFBT 所采用的一种确定的描述。我希望提出的是"传闻"的一个版本,尽可能多地去确认许多关键参与者的贡献,同时描绘出核心理念和实践的发展与呈现样貌。

在我写这本书的时候,还没有出版关于德·沙泽和茵素的传记。我希望在更完整的作品出现之前,本章可以算是给二位略作小传。他们夫妻两种迥然不同但又互补的个性对 SFBT 的发展起了很大的作用。对于那些想要学习并发展自己的工作风格的人来说,有两个榜样比只有一个能够提供更多的可能性。《与史蒂夫·德·沙泽和茵素·金·伯格的相遇》(Vogt, Wolf, Sundman & Dreesen, 2015)一书描述了与他们一起学习和工作的人们所提供的各种视角和体验。

史蒂夫·德·沙泽(Steve de Shazer)和茵素·金·伯格(Insoo Kim Berg)

史蒂夫·德·沙泽(Steve de Shazer)

史蒂夫·达尔文·德·沙泽(Steve Darwin de Shazer)于 1940 年 6 月

25日出生于威斯康星州的密尔沃基市,其父亲是电气工程师,母亲是歌剧演员,这个家庭拥有德国血统。德·沙泽爱好广泛,从阅读德语原文的哲学小册子到对啤酒和家庭酿造的浓厚兴趣。通过品尝中世纪配方酿造啤酒的机会,我和哈里·诺曼(Harry Norman)、珍妮·克拉克(Jenny Clarke)有幸难得地采访到了他(出版于1997年,Norman, McKergow & Clarke)。另外他尤爱下厨,也很喜欢密尔沃基市的德国菜,他说这里的德国菜比当时德国的菜式更传统,他还是密尔沃基市酿酒人棒球队的忠实粉丝。

年轻的德·沙泽兴趣广泛,其中包括视觉艺术,1964年他获得了威斯康星大学密尔沃基分校(UWM)的美术学士学位。他也是一名职业音乐家。伊冯·多兰(Yvonne Dolan, 2005)提到,德·沙泽受过古典训练,并作为一名萨克斯演奏家活跃在爵士乐舞台上。他告诉我,有一次在纽约,他在街角撞到了男高音萨克斯明星保罗·冈萨维斯,冈萨维斯摔倒时弄坏了自己的萨克斯。德·沙泽恰好带着自己的萨克斯,便把它借给了冈萨维斯,这一系列事件导致冈萨维斯参加艾灵顿公爵乐队的排练迟到。于是两人结伴赶往排练场地,德·沙泽在现场津津有味地欣赏了这场伟大的合奏(McKergow, 2015)。

德·沙泽于1969年开始对社会工作和家庭治疗感兴趣(de Shazer et al., 1986)。他回忆起邂逅杰伊·黑利(Jay Haley)在1963年出版的《心理治疗的策略》(*Strategies of Psychotherapy*)(Haley, 1963)一书,显然是不经意的:

> 在我读这本书之前,记忆中,我从未听说过"心理治疗"这个词。当然,这是我读到有关于这一主题的第一本书。它比我读过的任何哲学、艺术史、建筑学或社会学的"专业书籍"都要有趣。于是,我去了图书馆,翻阅了相关的书籍。我感到很震惊,因为其他的书我都很难读完。
>
> (Cade, 2007a,第42—43页)

通过阅读黑利(Haley),德·沙泽发现了米尔顿·埃里克森的作品,在他看来,埃里克森行文清晰、文笔优美。1971年他获得弗吉尼亚大学社会工作理学硕士学位，踏上了短期治疗的职业道路。在表达自己的观点上，德·沙泽从未退缩过。他在1974年《家庭治疗》杂志的第一期上发表了他的第一篇学术论文《摆脱困境》(On Getting Unstuck)(de Shazer，1974)。他的住址是加州森尼维尔索科罗大道1133号，距离帕洛阿尔托的心智研究所(MRI)只有几千米。

德·沙泽和心智研究所

多年来，心智研究所(MRI)团队和史蒂夫·德·沙泽之间的关系一直不是那么明确。德·沙泽坚决表示，他没有在那里接受过培训，即使他以某种方式让约翰·威克兰(John Weakland)成为他的终身挚友、督导和导师。威克兰说，德·沙泽从1972年开始接触MRI及其工作，当时他参加了MRI早期的一个短程治疗研讨会(Weakland & Fisch，1992)。不管怎么说，德·沙泽肯定是在旧金山湾区的那一带生活和工作，并从事心理治疗相关工作。第二年，他发表了第二篇论文《短期治疗：两人结伴》(Brief Therapy：Two's Company)(de Shazer，1975)，文中表明他在帕洛阿尔托市的半岛家庭服务中心工作。

这些最初的论文表明，年轻的德·沙泽是一个有远见的家庭治疗师，"让事情尽可能简短"是他在当时已经表现出的兴趣。他的论文《摆脱困境》表达的是治疗师在初期阶段将一种"预感"——不论正确与否，投掷进前来治疗的家庭中，这种预感被看作是"一种打破家庭陷入被禁锢的模式的地雷"(第20页)。《短期治疗：两人结伴》是更为重要的一篇论文，德·沙泽在1986年的经典论文中宣布SFBT的诞生，便是基于对这篇论文做了充分的思考。《两人结伴》以三人组合的视角来审视家庭，因而更能意识到家庭中形成新的潜在联盟：两人结伴，一人落单。

这篇论文提到了一种当时在这些圈子里很流行的干预方式，在这里值得引用，部分原因是它令人愉快(至少对于我是如此，对来访者而言显然也是如此)，部分原因是展示了可以被设计出来的各种任务类型。这个家庭有母亲、女儿和父亲。母亲和女儿陷入争吵，因为女儿和不受欢迎的朋友来往、入店行窃、撒谎等。父母联合起来针对女儿，女儿和母亲之间沉默了很久,她们拒绝跟彼此说话,最后由父亲在她们之间传递信息。

德·沙泽迫切希望这个家庭能够找到一种新的方式来表达他们对彼此的愤怒。他写道:

> 我建议我们可以设计出一个简单的方法,既不用不大喊大叫,也无须保持沉默,就能向彼此表达出这种愤怒。然而,我说,我怀疑他们是否能够接受一个简单的方法来解决他们认为是复杂的问题。D太太说除了杀人她什么都愿意尝试。我问D先生是否愿意做中间人,他同意了。我给了他笔和纸,让他把指示写下来:回家以后,劳拉和D太太都要制作一个牌子,上面写着"我生气了",然后分别把牌子挂在自己的脖子上。当她们再次互相怄气时,她们就要戴上这个牌子。然后她们要备好两支水枪和几升水,母女俩将会来一场老式的西式决斗。D先生负责裁决获胜者,并为她们提供水。她们同意,下次生气时用这个办法来代替沉默。
>
> (de Shazer,1975,第91—92页)

对于现代的焦点解决执业者来说,这听起来很不寻常——人为设置了一个场景。但在创造这样一种干预的过程中,德·沙泽仔细地倾听这一家人,倾听他们的语言和隐喻,并力图尽快帮助他们。在《两人结伴》这篇论文中,德·沙泽讲述了这个家庭是如何进行这样的争斗的,直到母亲和女儿来到一个转折点,母亲提出带女儿出去吃比萨并进行协商,如果还是无法达成一致,那么她们就决斗。在这个点上,他们一家人结束了治疗,并认为这个似乎"愚蠢的解决方案"效果挺好,他们对最终的治疗结果感到满意。

在《两人结伴》这篇文章的结论中,德·沙泽指出,设计快速奏效的干预措施是具有挑战性的,治疗师必须倾听家人提供的线索。治疗师必须以一种家庭能够接受的方式来提出任务。他在论文中的最后一句话是:

治疗师必须用(前来治疗的)家庭的语言来交谈,才能被听到。

(第92页)

德·沙泽在这两篇论文中提出了他的观点——快速推进事情的愿望、从家庭的谈话中寻找线索、运用家庭语言的必要性——这在后来的30年间没有发生根本的改变。而这一方向的实践却会发生巨大的变化,德·沙泽工作的基础包括来自MRI的互动观点,来自埃里克森对于来访者能力的最大利用,以及他仍在发展中的对语言的细节意识,所有这些在未来的发生中将发挥着重要作用。恰在此时,他遇到了茵素·金·伯格(Insoo Kim Berg)。

茵素·金·伯格(Insoo Kim Berg)

1934年7月25日,金茵素出生于韩国首尔。这个家庭有5个孩子,她排行老二。她的家族从事制药行业,因此茵素就读首尔梨花女子大学,学习药剂学。1957年,她和第一任丈夫查尔斯·H·伯格(Charles H. Berg,生于1930年8月9日)移居美国,他们的女儿萨拉(Sarah)于1958年出生。

茵素就读于华盛顿医科大学,想要继续药学学习,但她发现当地的习惯是学生学习自己感兴趣的,而不是父母要求的。茵素后来回忆(Yalom & Rubin, 2003),她意识到,父母远在千里之外的韩国,并不知道她在做什么,那就意味着她也可以凭兴趣选择。给小白鼠做实验对茵素不再有吸引力,在没有告知家人的情况下,她转修社会工作专业,并获得了学士和硕士学位。

在继续研究生专业发展期间,茵素对心理治疗产生了兴趣,于是她陆续在芝加哥家庭学院、家庭研究中心(1974年毕业)、堪萨斯州托皮卡市的门宁格研究所(the Menninger Institute)接受培训。茵素回忆(Yalom & Rubin, 2003),家庭治疗项目的要求之一便是要求家庭接受一年的治疗!她按要求照做了,虽然当时不清楚这项规定由来和出台原因。这和短期治疗过程相差甚远。

很久以后,她说,基于长程治疗的经历,她反而被短期治疗的理念所吸引。当时,她对来访者使用的是心理分析方法,然而来访者们却无意于挖掘自身"内省力",一心只想要解决问题。似乎她和来访者被配错了对。她回忆起她在门宁格研究所与一群美国越战老兵一起工作,那是她的精神分析工作结束的缘起(Yalom & Rubin, 2003)。一周又一周……他们讲述着可怕的故事：他们如何杀害妇女和儿童，他们身边伙伴的头怎么掉下来……诸如此类的惨烈画面。最后，她录下了一段对话，把它拿给她在门宁格研究所的精神分析督导师，请求他的帮助。督导师的回答是："你的反移情议题是什么？"

茵素回忆说，当时她非常愤怒。她在寻求帮助，突然之间，这反而变成了都是她的错。督导继续说："他们是退伍军人，他们是开枪打死你们这类人的人。"茵素说：

> 自己完全懵了，从没想过会发生这样的事。我的求助被反转，被彻底大反转，突然它变成了我的问题，成了我的反移情问题。我想，"你个混蛋，我这类人，我是韩国人！这些人都是越南人！你这个愚蠢的混蛋。"我想，就这样吧。这就是我结束精神分析的缘起。

（引用 Yalom & Rubin，2003）

20世纪60年代末70年代初是家庭治疗发展激动人心的时期，和德·沙泽一样，茵素很快就被杰伊·黑利（Jay Haley）的工作吸引住了。她很快清楚了黑利的工作和心智研究所（MRI）的联系，开始去帕洛阿尔托市受训，并接受约翰·威克兰（John Weakland）的督导。

当然，就在这期间，茵素与史蒂夫·德·沙泽（Steve de Shazer）邂逅了。他们相遇的情境至今也不清晰。布莱恩·凯德（Brain Cade, 2007b）写道，威克兰建议她去认识一下德·沙泽这个人，说他"差不多要自立门户了"，而且他做的工作相当有意思。茵素自己说，那天下午她有空闲，于是便问威克兰，在这里要学到更多东西，还能拜访一下谁。温德尔·雷（Wendel Ray）认为威克兰的妻子安娜（Anna）作为介绍人可能有份参与。德·沙泽和茵素都是来自密尔沃基的（茵素当时在密尔沃基家庭服务公司工作），他们都对与短期家庭服务感兴趣。凯德（Cade）知道她一开始并不喜欢他。来自密尔沃基的茵素的同事吉姆·德克斯（Jim Derks）也在MRI受训，他说他们几乎是一拍即合（Lipchik, 2014）。无论怎样，1977年6月25日他们在密尔沃基缔结良缘。

我想花点时间深思，我们有多么幸运，能有两位如此不同而又风格鲜明的先驱。在正常情况下，起先是一个人有了一个伟大的想法，然后吸引了一些试图模仿导师却徒劳无功的门徒，门徒往往不如他们的前辈有技巧，且更为死板。德·沙泽和茵素既是同事又是灵魂伴侣，但他们的风格截然不同：德·沙泽脾气急躁，少言寡语，他把写字板抱在胸前，总是盯着天花板，显然在为下一个要说出口的词而挣扎；在其旁边的是茵素，她聪明、热情、迷人、活泼，她会对来访者感到赞叹，并公开表达对他们的欣赏。

以一种非常务实的方式，我们得以跟他们一起学习、一起工作并探索他们的想法，这让我们有机会成为自己，而不是试图成为他们。（我看到有几位显然试图成为茵素或德·沙泽，但收效甚微。）他们似乎相互启发，并在实践和理论上以新的方式拓展他们的工作。我敢说，他们中任何一位若要单打独斗的话，难以取得这样的成就。

发展中的短期治疗

"中西部的心智研究所"

德·沙泽和茵素搬回了密尔沃基市，并居住在沃瓦托萨地区一幢颇有特色的房子里。他们萌生了建立"中西部的心智研究所"的想法，组建一个短期家庭治疗智囊团，有点类似于在帕洛阿尔托市的运作方式。德·沙泽后来说（Norman, McKergow & Clarke, 1997）：

……我们最初的问题是"治疗师做了什么值得做的事情？"这个问题后来被修改为"来访者和治疗师做了什么值得做的事情？"这是我们从一开始就试图回答的问题。这是第一个主要问题。第二个是沃利·金格里奇（Wally Gingerich）的问题，"治疗师如何知道应该忽略什么？"我们还在研究这些问题，或许永远不会有最终的答案。

他们开始召集一群同事晚上一起在家里工作（德·沙泽和伯格都在密

尔沃基市家庭服务中心工作）。在威斯康星市还没有颁发治疗师执照的时代，人们只能在国家认证的心理健康诊所里会见来访者，因此他们打电话给朋友、亲戚以及朋友的朋友，邀请他们带着问题来。伊芙·利普奇克（Eve Lipchik，2014）回忆起观察团队坐在楼梯上，执业者和来访者在客厅交谈。与标准的家庭治疗实践一样，执业者在向来访者做总结反馈之前，先停下来休息，和观察团队一起讨论案例。之后，整个团队将观看会谈的录像并进行讨论。利普奇克说，她对自己受训的心理动力游戏疗法感到失望，但有时也对这些晚间咨询中所做的战略性干预感到不舒服。

史蒂夫·德·沙泽继续在同行评议的期刊上发表文章，探讨的是一些关于夫妻和家庭的短期治疗以及催眠疗法技术使用的内容。催眠疗法的论文（de Shazer，1978）包括针对"水晶球"技术（基于埃里克森的虚拟定向理论）的探索（Haley，1967），让来访者看到和体验不同的未来，包括他们的问题得到解决的未来。德·沙泽报告说，他曾把这一技术运用在性功能障碍的患者身上，起到的一个影响是，患者不再认为自己患有这种疾病。在这一点上，德·沙泽报告使用催眠诱导来协助实现这种创造性的视觉化。他后来告诉我，他不再使用催眠疗法，因为他觉得自己努力过头了，而他的来访者反而不够努力！德·沙泽在1985年出版的图书《关键点》（Keys）（de Shazer，1985）中谈到重拾水晶球技术。水晶球技术不是20世纪80年代中后期出现的著名的奇迹提问，但它是一个重要的先驱，是一套成熟的技能，可用于帮助来访者描述一个问题消失后的神奇未来。

短期家庭治疗中心

坐在楼梯上研究治疗显然不是最舒服的方式。1978年，德·沙泽和他的同事吉姆·德克斯（Jim Derks）辞去了家庭服务中心的工作，邀请晚间小组的成员加入一家新发执照的诊所——短期家庭治疗中心（BFTC）。该中心位于西国会大道，租用了由一间观察室连通的两间治疗室。为了支付租金，茵素留在了家庭服务中心，一直工作到20世纪80年代初才离开。伊芙·利普奇克（Eve Lipchik，2014）回忆道，加入BFTC的决定并不容易，因为不仅要向机构捐款1 000美元用于添置设施，而且没有任何收入保证。

最初的团队由德·沙泽和伯格、吉姆·德克斯(Jim Derks)、伊芙·利普奇克(Eve Lipchik)、她的实习生同事玛里琳·拉古(Marilyn LaCourt),以及伊莱姆·纽纳利(Elam Nunally)(威斯康星大学密尔沃基分校的家庭研究教授)组成。2011 年,该团队在世的成员详细回忆了当时的发展(Lipchik, Derks, LaCourt & Nunnally, 2011)。后来基泽尔(Kiser)和皮尔西(Piercy, 2001)在访谈中强调,这是一个不寻常的设置,也是一个全新的视角,他们没有资金支持,不仅冒着财务上的风险,同时也经受着专业的风险,依然致力于寻找更好的方式。

德·沙泽和茵素还邀请了一些研究实习生参与进来,包括亚历克斯·莫尔纳(Alex Molnar),他成了德·沙泽的重要思考伙伴。还有一个人很想加入,但最终没有,那就是任职于家庭服务中心的唐·诺姆(Don Norum)。诺姆在 1979 年写了一篇我们这个领域的关键论文《家庭有解决方案》(The Family Has The Solution),但当时没能发表。20 年之后,它终于出现在了《整合疗法杂志》(Journal of Systemic Threapies)(Norum, 2000)上。

大约在 20 世纪 80 年代初,德·沙泽创办了通讯期刊《地下铁路》(Underground Railroad),这一期刊将他们与其他志趣相投的从业人员联络到了一起,包括比尔·奥汉伦(Bill O'hanlon)、布拉德福德·基尼(Bradford Keeney)和布莱恩·凯德(Brian Cade),同时还吸引了后来担任关键角色的学生和受训学员,包括伊冯·多兰·米歇尔·维纳-戴维斯(Yvonne Dolan Michele Wiener-Davis)、约翰·沃尔特(John Walter)和简·佩勒(Jane Peller)。这个小组广泛地以埃里克森的方法为基础,致力于发展他关于有效治疗的理念,在我看来,他们所用的方法更多地要归功于弗朗西斯·培根(Francis Bacon)的科学,而不是卡尔·波普尔(Karl Popper)。

他们没有从一个理论假设开始,试图去证伪或证实(在波普尔的立场上),而是尽可能地做治疗、观察、讨论,并基于观察到的发生尝试不同的想法。他们的工作是基于观察而不是理论。这一立场在今后几十年变得相当重要,因为它也影响了所出现的实践的性质。

从这一时期得以持久发展的一个做法是在治疗结束时给予赞美。在德·沙泽的论文《短期家庭治疗:一个隐喻性任务》(de Shazer, 1980)中,他写到如何帮助家庭接受任务——使这个过程"尽可能无痛"。一种方法是让任务以隐喻的方式处理来访者的情况。另一种方法是在任务开始前说一些赞美的话——治疗师和团队对此印象深刻——当来访者同意并点头接纳赞美时，就会产生一种说"是"的设置，然后在任务提出时，来访者会继续接纳。德·沙泽的第一本书《短期家庭治疗模式》(*Patterns of Brief Family Therapy*)于 1982 年出版，其中包括与来访者建立合作关系、佛教和道教思想以及多视角的"双目变化"。德·沙泽后来说，但这本书甫一出版便过时了，因为一切发展得太快了(Norman, Mckergow & Clark, 1997)。

朝向解决之道

短期家庭治疗中心(BFTC)团队继续推进他们的开发、研究和实践的结合。团队沿用了心智研究所(MRI)另一个分支的做法——由玛拉·塞尔维尼-帕拉佐利(Mara Selvini-Pallazoli)领导的米兰短期治疗学派（Selvini-Pallazoli, Boscolo, Cecchin & Prata, 1978），他们就固定任务做试验——常规地给来访者家庭布置任务，而不是通过对特定情境的分析给出任务。其中一种任务是，特别对于那些迷茫的来访者，请他们下次来的时候带上一张想要改变的清单。伊芙·利普奇克(Eve Lipchik, 2014)回忆说，有人建议问来访者一个特定的问题：他们不想改变什么。在她看来，这是一个从关注问题到焦点解决的转折点。当然，这个任务最终就变成了德·沙泽描述的"首次会谈格式化任务"(Formula First Session Task)(de Shazer, 1984, 1985)。

过程中的另一个转变是从阻抗到合作。德·沙泽在 1982 年将其作为两种不同的范式(de Shazer, 1982a, 1982b)进行了描述，明确区分了治疗的竞赛模式和合作模式。在竞赛模型中，当来访者合作时治疗师获胜，如果来访者不合作，他们就有"阻抗"。这种阻抗一直被认为是来自家庭系统中来访者的一些行为，而非来访者与治疗师互动的产物。德·沙泽清楚地知道埃里克森和心智研究所对这一概念已经有所改进，但依然在沿用竞赛模式这个隐喻。

在合作模式中，这种阻抗的概念被一种更具互动性和响应性的概念所取代。

每个家庭、个体或夫妻都以各自独特的方式去尝试合作,治疗师的工作就是首先向自己描述这个家庭所表现出的特殊态度,然后配合这个家庭的方式,从而促进改变。

(de Shazer,1982a)

在著名的《阻抗之死》论文(de Shazer,1984)中,竞赛模式以及所谓的阻抗被宣告死亡,这篇文章的研究从 1979 年以来就在发展中,但其理念在当时引起了极大的争议,在最终发表之前,本篇论文被拒绝了 17 次,修改了 6 次。

德·沙泽早就开始研究这样一个话题:一个被转介医生描述为"高阻抗"的家庭,却被发现很乐意与短期家庭治疗中心(BFTC)团队合作(de Shazer,1989)。他引用了那段时期的研究,结果显示,超过 1 000 的案例,平均治疗次数从 1979 年的 7 次下降到 1988 年的 4.5 次,成功率从 72% 提高到 80%。"阻抗"显然被埋在了德·沙泽和茵素花园的墓碑下,就像谋杀谜案一样,如果你仔细查看,就会看到,"阻抗长眠于此/他(阻抗)在年轻时是个有用的好人/R.I.P 1978"。由于这篇论文发表于 5 月 3 日,如今这一天被定为了焦点解决世界日(SF World Day)。德·沙泽后来还发表了一篇类似但不太知名的论文,探讨的是告别治疗中的权力概念(de shazer,1988a)。

史蒂夫·德·沙泽(Steve de Shazer)的兴趣广泛还体现在 BRIEFER 专家系统项目上。BFTC 的研究员沃利·金格里奇(Wally Gingerich)提议用计算机项目中的决策树来构建一个跟踪治疗过程的程序。汉娜·古德曼(Hannah Goodman)是华盛顿大学的一名硕士研究生,由于毕业论文之故,她正在寻找一个人工智能项目,于是便参与到这个项目中投入工作了好几年(Gingerich & Deshazer,1991)。尽管用计算机程序来驱动治疗过程的想法在 BFTC 并没有持续下去,但这个项目所要求的严谨思维做出了不可磨灭的贡献,支持焦点解决短期治疗(SFBT)最终发展成为一种全新的、独特的实践模式,并具有完整的形式和独特的工具。德·沙泽在他的关键著作《线索》(*Clues*)(1988b)中使用了(类似编制计算机程序时的)流程图。

1984 年左右,BFTC 的队伍发生了变化。由于 BFTC 无法提供医疗保险,吉姆·德克斯(Jim Derks)和玛丽莲·拉古(Marilyn LaCourt)离职去找了一份有医疗保险的工作。然后又有其他人加入,通常是像罗恩·克拉尔(Ron Kral)和凯特·科瓦尔斯基(Kate Kowalski)这样的受训学生。世界各地的人们开始申请到这里参加培训。詹姆斯·威尔克(James Wilk)也加入进来,于 1984—1985 年期间担任了常驻治疗师(Nunally, de Shazer, Lipchik & Berg, 1986),在他与比尔·奥汉隆(O'hanlon & Wilk, 1987)的著作《转向情境》(Shifting Contexts)一书中,进一步发展了关于"临床认识论"的观点。这本书不是关于 SFBT 的,但是对这一时期流传的一些思想,包括语言的抽象和具体细节之间的区别,进行了相当重要的探讨。我是通过在伦敦与威尔克(Wilk)的一次偶然会面才进入焦点解决(SF)领域的,当时他谈到了"最小化干预"的工作,我非常感谢他。遗憾的是,从那以后他很少发表文章。

另一个将在故事中扮演更重要的角色也在这个时候出现了。1984 年,沃利·金格里奇(Wally Gingerich)联络了来自威斯康星大学的社会学研究员盖尔·米勒(Gale Miller),请他作为 BFTC 的内部研究员,研究该小组是如何一起工作的。米勒分别于 1984 年和 1989 年在 BFTC 工作了一段时间。米勒说(McKergow, 2009)这一时期的工作发生了显著变化。1984 年,这个团队的发展建立在生态系统模式(eco-systemicwork)的基础上,而 5 年后,一种新的实践形式出现了。当然,这就是 SFBT 的早期版本。

焦点解决短期治疗(SFBT)的出现

BFTC 团队在 20 世纪 80 年代中期处于全员工作状态。论文《短期治疗中解决的钥匙》(Keys to Solution in Brief Therapy)(de Shazer, 1985)给出了一份进度报告,其中包括很多帮助来访者从抱怨(可能是任何东西)转变为"问题"(可以进行工作)的案例,包括对水晶球技术的另一种看法,以及探讨合作的重要性。标题中的"钥匙"是隐喻性的关键、程序(或方法),就像首次会谈格式化任务一样,可以适用于很多情况。我们还可以找到早期对"规则的例外"(来访者会把抱怨构建为"总是"在发生,而实际上还有其他被来访者忽视的事件同时在发生)和奥卡姆剃刀(Ockham's Razor)(优先考虑简化临床状况,以便能够设计有效的干预措施,第58页)的引用。

然而,这还不是SFBT。一种新的治疗形式首次出现在《短期治疗:聚焦解决的发展》(de Shazer et al.,1986)一文中。这篇论文是对1974年MRI团队的论文《短期治疗:聚焦问题的解决》(Weakland, Fisch, Watzlawick & Bodin, 1974)的直接呼应(和致敬);它的形式和主标题是相同的,并且开头探讨的就是与MRI的方法做比较。文章的作者们说,短期治疗并非指时间上的限制,而是指用"尽可能少的治疗次数"。只需要一个小的改变,因此也只需要一个小的目标。

其中有一些细节是关于"构建一个抱怨"(不只是任何老问题,而是一些要么持续存在,要么至少被视为不可改变的问题),寻找例外,建立小目标,以此作为一种探究治疗可以结束的方法。在没有抱怨的情况下,咨询可以继续讨论可期待的未来。最后有一个咨询休息时间、会谈结束反馈和任务布置。作者特别指出,建立对改变的期望是重要的[这是另一个与MRI论文链接的地方,其中讨论了罗伯特·罗森塔尔(Robert Rosenthal)关于执业者态度影响的工作,1966]。这篇论文可以称得上是一个对自身工作和思考变得自信的团队的大胆声明。它总结道:

> 简而言之,我们的观点是,来访者已经知道如何解决他们在治疗中所带来的抱怨,只是他们不知道自己知道。作为一名短期治疗师,我们的工作就是帮助他们为自己构建一种对已有知识的新用途。
>
> (de Shazer et al.,1986,第220页)

在接下来的一年里,SFBT词汇中的一个新元素——会谈前改变(pre-session change)强化了这一立场。维纳-戴维斯、德·沙泽和金格里奇(1987)在报告指出,在问题情境中发生变化的"偶然"发现,经常在第一次治疗之前就发生了,而且,如果给来访者提示,他们经常能够回忆并描述这些变化。论文作者们并没有把这类报告贬斥为是"逃向健康",而是用贝特森的"产生影响的差异(the difference that makes a difference)"构建了这个框架。他们描述了一项针对30名来访者的小规模内部研究。其中20人能回忆起在治疗前几天发生的变化,这些变化既与来接受治疗的原因有关,也与他们希望继续发生的变化有关。在其余的病例中,患者通常会在治疗后期回忆起治疗前的变化。

在我看来,这篇论文是一个关键时刻(也许是这个故事中许多类似时刻的关键之一)。在这篇短短5页的文章中,BFTC团队开始着手拒绝精神分析的公认智慧,发现了一些本质的东西。通过反复试验与犯错,明确地将结果与贝特森和埃里克森联系起来。在结论中他们观察到,他们打开了一扇门,这扇门不仅对短期治疗师有用,而且可能对任何类型的治疗师都有用。

此时,BFTC团队注意到他们的工作理念与MRI相同,但优先顺序发生了变化:

1. 无损不补。
2. 有效多做。
3. 无效求变。

无效求变的理念如今是一种后退姿态,而不是主要策略。它仍然存在,但随着时间的推移,越来越多的人不再把它作为主要的方法(尽管有人可能会说,有效多做往往意味着无效少做)。

在这一时间点,BFTC的新作品不断产出并迅速发表出版。德·沙泽在1986年至1988年间发表了16篇同行评议的文章和著作章节,并出版了一本重要的新书。《线索:短期治疗中探索解决》(*Clues: Investigating Solutions in Brief Therapy*)(de Shazer, 1988b),这本书被视为是我们多年来所了解、学习并实践的SFBT的试金石。这本书有精确的流程图,可能是受到了BRIEFER专家系统工作的启发,至少在最初的形式上,它使得实际操作方法变得清晰。在这点上它比MRI的短期治疗方法更为有用。20世纪80年代初的BFTC短期家庭治疗方法和1988年的SFBT的方法,请参见表3-1。这个表将在以后的章节中适当更新,这样做不是为了全面地对比分析,而是为了显示随着时间的推移,在实践中关键方面的演变。

表 3-1　MRI 短期治疗、BFTC 生态系统治疗(c. 1982)和早期 SFBT(c. 1988)的关键要素比较

MRI 短期治疗	BFTC 生态系统治疗(c. 1982)	早期 SFBT(c. 1988)
相互影响的观点	生态系统观点 包括治疗师和来访者在内的——"阻抗之死"	消费者/抱怨者/参观者关系：重新建构了"抱怨"
单向镜后的团队在工作中对治疗师提供支持	在咨询间歇团队提供更广阔的视角	团队帮助建构咨询结束时的反馈
尝试的解决方案是维持现状	从无关问题的谈话开始	从无关问题的谈话开始
需要帮助来访者做一些不同的事情	核查围绕问题的模式，以识别潜在的点进行干预	收集关于"例外"的具体而详细的信息——如果有，探索什么是有效的
收集有关问题和尝试解决方案的具体详细信息	收集围绕问题模式的具体而详细的信息	设定目标(小的)，如果没有例外，探讨假设的解决方案和更好的未来
休息	休息	休息
打破原有模式的干预方式	赞美	赞美
把信息反馈作为一种"销售工作"(用来访者的原话)，以使来访者停止一些常识中的事，做一些不同的事	干预：也许是首次会谈格式化任务	干预：做更多有效的(或者做最简单的可能起效的事)

来访者、奇迹和评量

一个重要的新元素是消费者、抱怨者和参观者的区分。这与构建一个可行的抱怨(不仅仅是任何旧的困难)的需要有关，抱怨的对象是想要做一些事情的人(来访者)。抱怨者有抱怨，但没有意愿或能力做些什么，参观者没有抱怨(而且可能是在他人的要求下到场的)。这些区分特别有助于设计会谈结束时的反馈。试图以通常方式与非"消费者"来访者交谈往往会导致问题，所以第一阶段是花时间确保为有价值的对话做好准备。然而随着时间的推移，有些人往往会忘记，人们会在这些不同的状态之间不断地变换，这些表述都是对短暂的关系描述，而不是给个人贴标签(例如，他是一个抱

怨者，或者她是一个消费者）。所以后来 BFTC 团队放弃了在教学中做这样的分类，但是有关消费者的概念至今以一种略微不同的形式存在着，我们将在第五章中看到。

大约在这个时候，SFBT 标志性的两种会谈技术也开始出现。奇迹问句和评量问句似乎都是先由来访者提出的，然后治疗师采纳了这样的想法（寻求跟随来访者的语言）。在《线索》一书开头简要地提到了奇迹问句，但在书的其他地方却没有出现，这让我觉得奇迹问句是在书稿完成时才出现的。奇迹提问将被视为是 SFBT 的根本，乃至于德·沙泽和茵素身故之后出版的遗著被命名为《超越奇迹》(More Than Miracles)，这种特殊的工作方式与局外人眼中的方法如此紧密地交织在一起。

德·沙泽写道（de Shazer, 2004），他从 1970 年就开始使用评量问句（由来访者提出），但这些年来，评量问句变得越来越频繁和重要。这当然是事实——据我所知，直到利普奇克(Lipchik, 1988)，评量问句才明确地出现在文献中，并在具有里程碑意义的论文《让数字说话》(Making Numbers Talk)(Berg & de Shazer, 1993) 中得到充分探索。当然，这些想法就像种子落在了精心准备的肥沃土壤里，BFTC 团队已经开始饶有兴趣地谈论，在没有问题的状况下更好的未来和细小的不同。我们将在后面的章节中详细探讨这些方法。

要点

- 史蒂夫·德·沙泽和茵素·金·伯格都是从其他领域进入短期治疗领域的。
- 1978 年，他们在密尔沃基建立了短期家庭治疗中心（BFTC），作为中西部 MRI 的一个治疗智囊团。
- 通过尝试、试错、讨论和反思，他们在 MRI 相互作用观点的基础上，发展了改变谈话、合作和赞美的重要性，使短期治疗变得更加简短。
- 焦点解决短期治疗（SFBT）作为一种独特的实践在 1988 年左右出现，基于对问题的例外和设定小目标而树立。

- 后来，随着该方法的不断完善和在世界各地的传播，诸如奇迹问句和评量问句等知名方法也随之出现。

参考文献

Berg, I. K., & de Shazer, S. (1993). Making numbers talk: Language in therapy. In S. Friedman (Ed.), *The New Language of Change: Constructive Collaboration in Psychotherapy* (pp. 5 – 24). New York, NY: Guilford Press.

Cade, B. (2007a). A history of the brief solution-focused approach. In T. S. Nelson & F. N. Thomas (Eds.), *Handbook of Solution-Focused Brief Therapy: Clinical Applications* (pp. 25 – 63). Binghamton, NY: Haworth Press.

Cade, B. (2007b). *Insoo Kim Berg Obituary*. Retrieved from www.counselingsoft.jp/workshop3.html

de Shazer, S. (1974). On getting unstuck: Some change-initiating tactics for getting the family moving. *Family Therapy*, 1(1), 19 – 26.

de Shazer, S. (1975). Brief therapy: Two's company. *Family Process*, 14, 79 – 93.

de Shazer, S. (1978). Brief hypnotherapy of two sexual dysfunctions: The crystal ball technique. *American Journal of Clinical Hypnosis*, 20(3), 203 – 208.

de Shazer, S. (1980). Brief family therapy: A metaphorical task. *Journal of Marital and Family Therapy*, 6(4), 471 – 476.

de Shazer, S. (1982a). *Patterns of Brief Family Therapy*. New York, NY: Guilford Press.

de Shazer, S. (1982b). Some conceptual distinctions are more useful than others. *Family Process*, 21, 72 – 84.

de Shazer, S. (1984). The death of resistance. *Family Process*, 23, 11 – 17.

de Shazer, S. (1985). *Keys to Solution in Brief Therapy*. New York, NY: W. W. Norton.

de Shazer, S. (1988a). A requiem for power. *Contemporary Family Therapy*, 10(2), 69 – 76.

de Shazer, S. (1988b). *Clues: Investigating Solutions in Brief Therapy*. New York, NY: W. W. Norton.

de Shazer, S. (1989). Resistance revisited. *Contemporary Family Therapy*,

11(4), 227–233.

de Shazer, S. (2004). *Brief Therapy in Historical Perspective.* SFBT UWM online course, week 1 materials. Author's collection.

de Shazer, S., Berg, I. K., Lipchik, E., Nunally, E., Molnar, A., Gingerich, W., & Wiener-Davis, M. (1986). Brief therapy: Focused solution development. *Family Process*, 25, 207–221.

Dolan, Y. (2005). *Steve de Shazer Obituary.* Retrieved from www.counselingsoft.jp/workshop3.html

Gingerich, W. J., & de Shazer, S. (1991). The BRIEFER project: Using expert systems as theory construction tools. *Family Process*, 30, 241–250.

Haley, J. (1963). *Strategies of Psychotherapy.* New York, NY: Grune and Stratton.

Haley, J. (1967). *Advanced Techniques of Hypnosis and Therapy: Selected Paper of Milton H Erickson.* New York, NY: Grune and Stratton.

Kiser, D. J., & Piercy, F. P. (2001). Creativity and family therapy theory development: Lessons from the founders of solution-focused therapy. *Journal of Family Psychotherapy*, 12(3), 1–30.

Lipchik, E. (1988). Purposeful sequences for beginning the solution-focused interview. In E. Lipchik (Ed.), *Interviewing* (pp. 105–117). Rockville, MD: Aspen.

Lipchik, E. (2014). The development of my personal solution-focused working model: From 1978 and continuing. *International Journal of Solution-Focused Practices*, 2(2), 63–73. doi: 10.14335/ijsfp.v2i2.23. Retrieved from www.solutions-centre.org/pdf/25-64-1-PB.pdf

Lipchik, E., Derks, J., LaCourt, M., & Nunnally, E. (2011). The evolution of solution-focused brief therapy. In C. Franklin, T. S. Trepper, W. J. Gingerich, & E. E. McCollum (Eds.), *Solution-Focused Brief Therapy: A Handbook of Evidence-Based Practice* (pp. 3–19). Oxford: Oxford University Press.

McKergow, M. (2009). Interview with Gale Miller: The man behind the mirror behind the mirror at BFTC. *InterAction*, 1(1), 78–87.

McKergow, M. (2015). Steve de Shazer: A different kind of cleverness (...and Paul Gonslaves). In M. Vogt, F. Wolf, P. Sundman, & H. N. Dreesen (Eds.), *Encounters with Steve de Shazer and Insoo Kim Berg: Inside Stories of Solution-Focused Brief Therapy* (pp. 114–117). London: Solutions Books.

Miller, G., & de Shazer, S. (1998). Have you heard the latest rumor about …? Solution-focused therapy as a rumor. *Family Process*, *37*(3), 363–377. https://doi.org/10.1111/j.1545-5300.1998.00363.x

Norman, H., McKergow, M., & Clarke, J. A. (1997). Paradox is a muddle: An interview with Steve de Shazer. *Rapport*, *34*, 41–49. Retrieved from http://sfwork.com/paradoxis-a-muddle 8 May 2020.

Norum, D. (2000). The family has the solution. *Journal of Systemic Therapies*, *19*(1), 3–16.

Nunally, E., de Shazer, S., Lipchik, E., & Berg, I. K. (1986). A study of change: Therapeutic theory in process. In D. E. Efron (Ed.), *Journeys: Expansion of the Strategic-Systemic Therapies*. New York, NY: Brunner/Mazel.

O'Hanlon, W., & Wilk, J. (1987). *Shifting Contexts: The Generation of Effective Psychotherapy*. New York, NY: Guilford Press.

Rosenthal, R. (1966). *Experimenter Effects in Behavioral Research*. New York: Appleton-Century-Crofts.

Selvini-Pallazoli, M., Boscolo, L., Cecchin, G., & Prata, G. (1978). *Paradox and Counterparadox: A New Model in the Therapy of the Family in Schizophrenic Transaction*. Lanham, MD: Jason Aronson Inc.

Vogt, M., Wolf, F., Sundman, P., & Dreesen, H. N. (Eds.). (2015). *Encounters with Steve de Shazer and Insoo Kim Berg: Inside Stories of Solution-Focused Brief Therapy*. London: Solutions Books.

Weakland, J. H., & Fisch, R. (1992). Brief therapy: MRI style. In S. H. Budman, M. F. Hoyt, & S. Freidman (Eds.), *The First Session in Brief Therapy* (pp. 306–323). New York, NY: Guilford Press.

Weakland, J. H., Fisch, R., Watzlawick, P., & Bodin, A. (1974). Brief therapy: Focused problem resolution. *Family Process*, *13*(2), 141–168.

Wiener-Davis, M., de Shazer, S., & Gingerich, W. J. (1987). Building on pretreatment change to construct the therapeutic solution: An exploratory study. *Journal of Marital and Family Therapy*, *13*(4), 359–363.

Yalom, V., & Rubin, B. (2003). *Insoo Kim Berg on Brief Solution-Focused Therapy*. Retrieved from www.psychotherapy.net/interview/insoo-kim-berg

第四章

焦点解决短期治疗的演变：
传播理念，定义实践

本章描述了焦点解决短期治疗（SFBT）在世界各地的发展和传播。这个方法吸引了不少有自己的想法和愿意创新的人来学习。焦点解决理念不仅在医疗卫生领域广泛应用，同时也在教育、社会工作、教练以及管理等其他领域得到了普遍应用。

在一个以啤酒和摩托车闻名的中西部城市（密尔沃基市），由这个小组发起的这项工作，在全球产生了非同寻常的影响。这在很大程度上要归功于史蒂夫·德·沙泽（Steve de Shazer）、茵素·金·伯格（Insoo Kim Berg）和短期家庭治疗中心（BFTC）团队慷慨而开放的思想。而这样的实践一直在继续。本章将探讨 SFBT 的"官方"定义是什么——这可能是让德·沙泽本人一直为之纠结的概念，另外，还将探讨为什么 SFBT 的背景故事使其成为一个始终具有挑战甚至有争议的发展。

SFBT 走向全球

早在 1982 年，史蒂夫·德·沙泽和茵素·金·伯格就被邀请到美国之外介绍他们的工作，其间他们访问了挪威和英国［埃拉姆·纳纳利（Elam Nunnally）自 20 世纪 80 年代初也在芬兰开展培训］。他们的旅行在 20 世纪 80 年代中期变得愈加频繁，那时他们被普遍认为有新鲜和有趣的东西可以讲。他们的思想和观点确实很新颖，在某种程度上让人觉得奇怪而陌生。

1987 年，哈里·科曼（Harry Korman）和马尔蒂尔·索德奎斯特（Martir Soderquist）邀请他们到访瑞典马尔默市，哈里和马尔蒂尔当时正在用家庭治疗的方法治疗毒品问题患者。德·沙泽坚持要茵素同行。哈里·科曼（2020）回忆了第一次研讨会；德·沙泽展示了一段他与一名想要抵制吸毒冲动的可卡因瘾君子工作的录像。在几分钟的焦点解决式提问中，当事人表达出，实际上在开始咨询前她已经做到持续3天克制住这种冲动了。哈里当时正在实践策略性系统疗法，他回忆自己当时的想法："老天，究竟是怎么了？我们永远也不可能发现这一点！"

另一位早期受益者是英国精神科医生阿拉斯代尔·麦克唐纳（Alasdair Mackdonald）博士。他回忆说：

> 我在苏格兰邓弗里斯市组建了一支策略性家庭治疗培训团队。我读了史蒂夫写的一篇关于BRIEFER模式的文章。我被吸引住了，并与团队成员分享了文章的观点，他们也都很喜欢。恰在此时，布莱恩·凯德（Brian Cade）来到坎布里亚郡（Cumbria）授课，我们团队里中的一些人参加了他的工作坊。我们决定花半年时间尝试焦点解决，看看它与我们的策略疗法相比如何。最终我们觉得焦点解决更尊重来访者，更容易操作，并且能在更少的谈话次数中取得结果，于是我们保留了这一模式。后来，我们几个人去伦敦参加了德·沙泽带领的工作坊。从1990年起，我们开始在苏格兰和英格兰北部开设工作坊。不久之后，我们也吸引了不少来自北爱尔兰的工作者。1995年移居坎布里亚郡时，我把焦点解决模式引入到了当地的低收入照护部门。我们的工作非常顺利，我们甚至接手了来自其他地区的棘手病例，因为我们是唯一一个总是有空位的团队。

(Macdonald, 2020)

这种更简单且有效的工作方式的结合继续吸引着世界各地的追随者和爱好者。在20世纪80年代末，其中一些人到美国密尔沃基接受培训和学习，也开始撰写关于SFBT的文章。早期的书籍有米歇尔·维纳-戴维斯（Michele Wiener-Davis）和比尔·奥汉隆（Bill O'Hanlon）[《寻找解决方案》(*In Search of Solutions*)，1989年]的合著，也有伦敦短期治疗实践诊所

[《从问题到解决》(From Problem to Solutions)，乔治·艾维森和拉特纳，1990年]的著述。当时芬兰、瑞典、比利时、奥地利、德国、西班牙等地，以及亚洲的焦点解决团体也纷纷建立起了联系。SFBT 从 BFTC 团队的工作转变成共同拥有、合力支持和发展的事业，这对焦点解决的传播非常重要——否则很难看到焦点解决实践的多样性是如何实现的。而且，正如我们将看到的那样，这种多样性也让我们更难准确地界定焦点解决到底是什么，以及如何去做。

从密尔沃基进一步拓展

史蒂夫·德·沙泽和茵素·金·伯格在其余生中继续教学、写作、培训、接待来访者并传播 SFBT 的各种资讯。德·沙泽还写了另外两本书，他尝试把 SFBT 的实践，实际上囊括所有的谈话疗法，与后现代主义和后结构主义的传统结合起来。《让不同发挥作用》(《Putting Difference To Work》，de Shazer，1991)借鉴了维特根斯坦和德里达等人的思想，不仅关注家庭治疗体系(Family-therapy-as-a-system)，还关注语言体系(Language-as-a-system)。《如何进行治疗：一个后结构主义的双重视角》(Doing Therapy：A Post-Structural Revision，de Shazer & Berg，1992)这篇论文可能是对语言关注最简明扼要的陈述，非常值得深入研究。《文字原来是魔法》一书(Words Were Originally Magic，1994)的标题引用了弗洛伊德的观点，同时也更进一步做了阐述(再次借鉴维特根斯坦，也批评了拉康，批评了贝特森的混乱，同时也批评了班德勒和格林德)。德·沙泽还研究了他与威克兰以及家庭治疗师内森·阿克曼和詹姆斯·古斯塔夫森合作的治疗记录。

很多信息都是有关"停留在表面"、关注人们说了什么而非任何(想象的)潜台词、基底结构、治疗师的关注点，等等。尤其是《文字原来是魔法》一书有大量的案例和对话，而且还描述了一个可爱的片段——德·沙泽提到了他所扮演的治疗师角色，并把这个角色命名为沙泽·真·愚蠢(这种想法会引起很多人的共鸣，因为大家曾看到过德·沙泽对来访者的表达感到困惑，显然流露出大惑不解的样子，然后请来访者进一步澄清)。除此之外，他还提到了"威克兰·真·愚笨"(weakland-the-dense，一种类似的风格)和"茵素·真·非凡"(insoo-the-incredible，一种非常不同但同样易辨识的形象："哇"的一声惊叹)。

这本书堪称杰作，可能有人会认为，它可以称得上是德·沙泽的最高成就。

但它不是。在我看来，一方面越来越追求简单，停留在表面上，不带偏见地倾听来访者（尽可能地）；另一方面需要在少数感兴趣的反对者面前捍卫自己的立场，这两者是冲突矛盾的。说到底，我们真的需要对乔姆斯基的评论或对维特根斯坦的语言游戏概念的实际理解才能与来访者合作吗？不，这只是为了和那些不"明白"的人争论。来访者们对此并不感兴趣——他们只想要改善自己的生活。"反对派"并没有真正参与——他们还要弘扬并应用自己门派的传统。也许德·沙泽是在总结他多年来所积累的宏大智识和斗争经验，最后把一切都弄清楚。不过，要想弄清楚这一点，几乎必须花20年时间成为史蒂夫·德·沙泽（Steve de Shazer）本尊。

向前，向外

这时有更多相关著作开始陆续出版面世。本·福尔曼（Ben Furman）和塔帕尼·阿赫拉（Tapani Ahola）的《解决式谈话：主持治疗性对话》(*Solution Talk: Hosting Therapeutic Conversations*)（Furman & Ahola, 1992）一书在芬兰问世。同年，茵素·金·伯格出版了她的第一部著作——《与问题饮酒者合作》(*Working With The Problem Drinker*)（Berg & Miller, 1992）（后来改名为《奇迹方法》），这本书的合著者是时任BFTC培训部主任的斯科特·米勒（Scott Miller）。米勒在鼓励有效治疗方面取得了杰出的成就，特别是使用会谈和结果评定量表（Session and Outcome Rating scale）（Duncan, Miller & Sparks, 2011），将来访者的反馈作为定期和持续的实践。SRS（会谈评定量表）和ORS（结果评定量表）在某些领域已经被纳入SF实践（例如Burns, 2016）。

20世纪90年代初，人们对SFBT兴趣大增。我想起了德沃拉·西蒙（Dvorah Simon）短期疗法新闻通讯期刊《不一样的新闻》(*News Of A Difference*)（在互联网尚未普及的时代，人们把新闻通讯印制在纸上派发）。1993年我看到的第一期杂志上，MRI模式短期疗法的执业者和SFBT执业者发布的广告数量旗鼓相当。不久之后，大多数人开始使用SF。

长期以来，SF实践的一个显著特征是，它能够迅速而轻松地超越家庭治疗室的镜子，并开始为许多领域的实践提供信息。最初，意料之中的是，这一切开始于不同的治疗环境——与老年人（Iveson，1990）、被性虐待者（Dolan，1991）、夫妻（Wiener-Davis，1993，米歇尔·维纳-戴维斯的作品《破坏离婚》(*Divorce Busting*)可能是第一本旨在帮助处于困境的人们把 SF 的理念应用于他们自身的书），以及妇女和儿童一起工作（Lethem，1994）。SF 的方法在儿童福利和家庭环境中的运用尤其引人注目，并以茵素·金·伯格（Insoo Kim Berg）的著作《以家庭为基础的服务》(*Family-based Service*)(Berg，1994 年）为先导；有影响力的《安全的迹象》(*Signs Of Safety*)(Turnell & Edwards，1999）接踵而至。（这一段只提到了 20 世纪 90 年代早期的几本书——从那以后 SF 方面的佳作不断涌出。）

学校是 SF 实践得以付诸实施的另一个早期的环境。迈克尔·杜兰特（Michael Durrant）的《学校问题的创造性策略》(*Creative Strategies for School Problems*)(Durrant，1995）和约翰·罗德斯和亚斯敏·艾马尔（John Rhodes & Yasmin Aimal）合著的《学校的焦点解决思维》(*Solution Focused Thinking in School*)(Rhodes & Aimal，1995）陆续问世，一年后琳达·梅特卡夫（Linda Metcalf）的《面向解决方案的育儿》(*Parenting Tonard Soultions*)(Metcalf，1996）出版。第一本焦点解决教科书《建构解决之道的会谈》(*Interview For Solutions*)(De Jong & Berg，1998）的出现是助人职业采用焦点解决理念的进一步标志。这本书过去是，现在仍然是许多人的首选教材，本书经过三次修订，仍然是广受欢迎的参考书。

SFBT 的组织成立

在早期，SFBT 并没有以正式的方式组织起来。它更像是一场游击运动，由爱好者组成松散的非正式网络，每个人都在各自实践，他们与史蒂夫·德·沙泽（Steve de Shazer）和茵素·金·伯格（Insoo Kim Berg）通过联结维系在一起。两位联合创始人花了大量时间访问治疗团体、开展培训、投入工作、培养兴趣。然而，当时并没有一个正式的组织。这不是由于疏忽，而是有意为之的选择。

1993年,在路易斯安那州召开了一个以纪念早期约翰·威克兰德(John Weakland)的工作贡献的会议。随后,在德·沙泽和茵素对各类短期治疗(尽管主要是焦点解决执业者)给予支持的背景下,欧洲短期治疗协会(EBTA)于1994年成立。这个协会的创始成员有曼弗雷德·沃格特(Manfred Vogt)、沃尔夫冈·埃伯林(Wolfgang Eberling)(尼克·不来梅)、安德斯·克莱松(Anders Claesson)(FKC斯德哥尔摩),以及吕克·伊斯贝尔特(Luc Isebaert)、玛丽-克里斯汀·卡比耶(Marie-Christine Cabié)(科日布斯基研究所,布鲁日和巴黎)(Isebaert & Klingenstierna, 2012)。

首届ETBA会议由吕克·伊斯贝尔特(Luc Isebaert)在比利时布鲁日组织召开,与会者约50名,包括十几名MRI模式短期治疗师。会议最初的形式是新颖的,让我们知晓了许多有关德·沙泽在这些聚会中重视什么的事宜。比如,个体不得参加会议,团队(或其代表)方有资格参加,会议没有主题演讲,只有60分钟或90分钟的工作坊。此外,工作坊没有主讲人,只有对话,每个人发言限时10分钟。

我们立刻能够感受到,这些规则把分享和相互学习置于权威和等级之上。这种宽宏和放低权力梯度的精神,在很大程度上影响了世界各地的焦点解决社区,这是我们应该感激珍视的。然而,即使在当时,也出现了一些实际困难。特别是不允许个体参加会议,以及个人发言控制在10分钟之内,都是很难被执行的(Isebaert & Klingenstierna, 2012)。起初每年有两次会议,随后不来梅会议迎来了大约250位与会者。2002年北美焦点解决短期治疗协会(SFBTA)也加入进来,在此之前,EBTA代表了世界焦点解决组织。

EBTA的另一个新特点是,它不是一个通常意义上的会员组织。根据伊斯贝尔特(Isebaert)和克林根斯蒂耶纳(Klingenstierna)(2012)的EBTA历史记录,EBTA成员被定义为"所有参加过上次会议的人"。这个定义持续了20年。虽然在许多方面不切实际,但它自有一种简单性。如果你参会了,你就是团体的一员;如果你不在,你就不是。其他更多主流模式虽然被讨论到了,但都被否决了,部分原因是出于对德·沙泽的尊重。因为德·沙泽主张,委员会应该像科学期刊的编辑委员会那样组建,委员会成员都应代表他们各自的社区。这种短暂的成员身份存在一个明显的问题,那就是它与一般的协会组织格格不入。

这种模式一直持续到 2014 年左右，那时引入了更为传统的会员制和选举产生的董事会结构。EBTA 最初的形式当然激发了学习和交流——我在 1997 年首次参加 EBTA 会议，这是一个奇妙的会议，任何感兴趣的人都可以近距离接触到该领域的领军人物。在我看来，这种设置就是要防止任何人或任何团体对于本领域的操控。两位联合创始人（德·沙泽和茵素）一直回避做组织的领导者，并悄悄地影响着其他人也不会去担任绝对的权威职位。总之，关于焦点解决实践，没有，也不可能有独一个"正确的"定义。

这可能会让圈外人感到惊讶，但这完全符合伯格和德·沙泽灵活实践的概念，重点是关注来访者而不是方法的精确，以及重视治疗的有效和简短治疗的优先性。如果正确地运用了焦点解决短期治疗，却发现来访者没有发生任何有用的变化，那就毫无意义了，调整一些策略可能会更有益。史蒂夫·德·沙泽（Steve de Shazer）总是说不存在什么标准，而且后来确实发表了一篇有影响力的文章——《SFBT 作为一种谣传》（Miller & de Shazer, 1998）。它的主要思想是将关注重点放在执业者和工作机制上，而不是谈话技术上。

德·沙泽和茵素离开了舞台

随着 SFBT 运动的发展，德·沙泽和茵素花了越来越多的时间在"路上"教学、演讲和工作。茵素开始独立写作，主要书写有关 SFBT 在不同情境和来访者群体中的应用。她以非凡而温暖的风格吸引了世界各地的粉丝们。德·沙泽也在路上，他简洁的风格和不拘一格的态度不太能吸引听众（尤其是刚接触这种方法的人），所以他更多地投入到约见来访者、展示工作方法，并与培训学员和有经验的执业者讨论其工作。

德·沙泽和茵素经常分头开展工作。在一起的时候，他们很享受长距离的散步。他们似乎对欧洲比对北美更感兴趣，北美人可能对史蒂夫的理论基础更感兴趣。20 世纪 90 年代末，由于德·沙泽和茵素在密尔沃基的时间不够多，所以没有什么来访者（McKergow, 2009），BFTC 将办公场所迁至一个有办公室空间的培训大楼。最后，他们把办公室搬到了自住房子的地下室。尽管德·沙泽被一种慢性血液疾病所困扰,但两人都耕耘不辍,四处讲学。德·沙泽和茵素创作的最后一本书是《超越奇迹》(*More Than Miracles*)(de Shazer et al.,2007),这是在他们生前最后几年共同完成的项目,本书尽可能详尽地描述了 21 世纪中期 SFBT 的发展状态。这是一本重磅佳作,它力求(并实现了)实用清晰,是 SF 实践发展的另一个重要里程碑。

2003 年史蒂夫·德·沙泽病得很重,但后来康复并继续工作。2005 年 9 月,他到伦敦参加了一个为期两天的工作坊,状态很好。之后,他在 BRIEF 与几个来访者和一个观摩团队一起工作,然后前往维也纳参加下一个活动。他在飞机上生病,被送往医院,于 2005 年 9 月 11 日星期日,在茵素的陪伴下去世。他生前的最后一句话[是对他的长期同事、维也纳研讨会组织者费迪南德·沃尔夫(Ferdinand Wolf)说的]是:"今晚可能不会太美好,但我希望不会太糟糕。"两小时后,他陷入了昏迷,再也没有醒来(Wolf,2015)。在语境中,这是一个非常有特色的短语——史蒂夫经常会通过补一句"但不要太多"来适度指导工作坊参与者享受其中。

德·沙泽过世后,茵素继续工作。2007 年 1 月 19 日,她在密尔沃基当地的健身房锻炼后,去蒸汽房做恢复放松,工作人员发现她突然离世,就像睡着了一样。这两位革新者都是"工作到了最后一刻",这似乎也达成了他们的夙愿。两人都没有表现出任何想要退休的迹象。他们的影响以许多不同寻常的方式存在着。如果没有他们的存在和影响,本书也不可能问世。

定义焦点解决

德·沙泽青睐的开放立场或许有助于保持事情的灵活性,但在研究领域却遇到了问题。在焦点解决视角下,一个严格的定义被认为是不可取的。然而,其他与社会建构主义密切相关的实践,如欣赏式探询(Appreciate Inquiry),是在没有看到 5 个公认原则和 4 个阶段工作(参见 Cooperrider & Whitney,2001 年)的矛盾的情况下建立受众的。一些论文开始出现,声称是关于 SFBT 的,但对于那些熟悉焦点解决方法的人来说,这些论文似乎与 SF 社区内所理解的焦点解决工作有不同(有时很少)的联系。

1997年，在比利时布鲁日市的一次特别研究会议上，包括德·沙泽和茵素在内的EBTA成员起草了一份元素列表，这是他们一致认为对焦点解决实践具有重要决定性的元素。如果发表的研究使用了这些元素，那么这项研究可以被认为是焦点解决实践的一部分。针对这一文件，德·沙泽和茵素发表了一个简短说明（de Shazer & Berg, 1997），表达了他们对定义实践的立场。他们说，他们的方法是一种"自然主义的探究"，探索治疗师和来访者在一起做什么是有用的，并罗列了治疗对话的4个特征，"可能很好地作为SFBT发生的指标"。这些特征如下：

1. 在第一次会谈的某个点，治疗师会问"奇迹问句"。
2. 在第一次会谈，以及在随后的几次会谈中，每轮会谈至少有一次来访者会被邀请在0~10或1~10的范围内给某件事打分。
3. 在会谈的某个时候，治疗师会提出休息一下。
4. 休息之后，治疗师会给当事人一些赞美，有时（经常）随后会有建议或家庭作业（经常被称为"实验"）。

（de Shazer & Berg, 1997, 第123页）

德·沙泽和茵素煞费苦心地指出，虽然这是"正在运用SFBT"的一系列标志，但这并非是开展有效治疗的依据——实践中还有很多可能的方法可以达成效果。然而，如果所有这些都不存在，那么SFBT就没有被应用。他们继续说，过度关注研究和收集数据可能会"忽视来访者的目标，并给来访者对治疗和自己生活的评估带来风险，而所有这些对于SFBT来说都是非常重要的"（第124页）。

这个清单从多个方面来看都很有趣。德·沙泽和茵素在治疗过程中选择了一些可以由执业者发起的时刻——提出奇迹问句、评量问句等。在这个清单中，他们没有提到接下来可能发生的事情（大概是因为这取决于来访者的反应，而这不在执业者的控制范围之内）。清单包括了中场休息，这从一开始就是他们实践的一部分，继承自家庭治疗和观察团队的MRI短期治疗。给予赞美和（经常性的）建议家庭作业也很重要。

随着SFBT的继续发展，我们将看到其中一些元素开始淡化。通过将SFBT的发展视为对话建构（conversation-building）而非询问问题（question-asking），我们还将看到来访者的目标、评价和生活怎样被纳入一个新版的"SFBT发生的指标"。（这不是一种非此非彼的二元立场，而是更加强调聚焦在"事先安排"的重要时刻之间所发生的事情，比如提出奇迹问句、评量问句等。）

发展与国家级团体和主题团体的联系

随着SFBT理念在许多领域应用的持续增多，在某个阶段必然会需要某种形式的正式组织。毫不例外，这首先发生在国家层面上，通常各国都会根据既往治疗所采纳的规范，来制订有关治疗实践的法律、规则和规范。要推动SFBT能够被主流所接受，加入这一体制是一种强有力的方式（有时是唯一的方式）。

第一个成立国家焦点解决协会的是芬兰。促进解决和资源导向方法协会（简称Ratkes）成立于1995年。这个名字是芬兰单词ratkeaisukeskeinen的缩写，意思是某事正在被解决。这个机构由本·福尔曼（Ben Furman）和塔帕尼·阿赫拉（Tapani Ahola）（曾参与带领曼纳海姆儿童福利联盟的短期治疗培训）和彼得·桑德曼（Peter Sundman）领导。彼得最初参与了MRI培训，其他几个人在20世纪80年代末访问了密尔沃基的BFTC，他们参加了由德·沙泽、茵素和埃拉姆·纳纳利（Elam Nunnally）联合带领的年度工作坊培训，从而与德·沙泽和茵素建立了密切联系。埃拉姆·纳纳利（Elam Nunnally）与一名芬兰人结婚，在BFTC成立之初就开始提供培训。

官方系统面临的部分挑战是，他们的要求有时与SFBT的大框架不匹配。随之而来的问题就变成了妥协是否是可能的、可取的。融入芬兰心理治疗系统的挑战之一是：在心理动力学实践假设的基础上，要求执业者在培训期间本人也要接受一段较长时间的治疗。在协商过程中，家庭治疗团体，其中包括焦点解决执业者通过斡旋，把"自我治疗"协商为"自我探索"。这是更为可行的，而本·福尔曼进一步减少了这个阶段要求的时间。1998年，焦点解决疗法在芬兰正式得到承认。从那以后，就像在许多国家一样，它也被应用于其他领域。本·福尔曼在黄金时段的电视节目中，连续 4 年用焦点解决的方式帮助人们解决问题，这也帮助建立了本土对焦点解决这一模式的认知。

类似的进程也开始在其他地方发生。由于官方体系不同，经验也不同。在德国，直到最近，法律还规定心理治疗必须由心理学家或医生进行，这意味着一些人认为其他形式的治疗等级较低。在英国，英国焦点解决实践协会（UKASFP）于 2003 年成立，最初只是一个网络机构。英国对治疗和咨询的规定比德国更灵活，在早期，大多数希望实践 SFBT 的人已经在其他一些旗帜下（家庭治疗、系统治疗）获得了资格，因而不需要其他资格或承认。

随着时间的推移，越来越多的人想要单纯地作为一名焦点解决治疗师/咨询师从业，因此辨识系统也在发展。北美的焦点解决短期治疗协会（SFBTA）成立于 2002 年，瑞典、奥地利、瑞士、拉脱维亚、印度、韩国、大洋洲等纷纷成立了国家级协会。

2002 年，布里斯托尔解决团体（Bristol Solutions Group）在布里斯托尔举办了一次会议，在会议中发起了 SOLWorld 社群，它主要致力于在组织中分享和建立焦点解决实践。这一社群的非组织形式与 EBTA 类似，但不同的是，它没有董事会，没有银行账户，也没有资金，迄今为止，该组织已举办了超过 40 场国际性活动，包括静修、夏季学校和会议，这些活动的参与者都是教练、管理者、讲师和组织发展部分的工作人员。该领域也开始出现一些书籍，包括《焦点解决》(Jackson & McKergow, 2002)、《心灵教练——企业的焦点解决短期咨商》(Berg & Szabo, 2005)（中国台湾版译名）、《不懂带人，你就自己干到死》(Cauffinan & Dierolf, 2006)（中国大陆版译名）和《焦点解决管理》(Lueger & Korn, 2006)。SOLWorld 社群中有一个颇有实力的日本团队，由浦野青木（Yasuteru Aoki）领导，多年来他在日本组织了一系列会议。

简化而不是总结

随着大量组织在焦点解决领域不断建立，他们也纷纷采取行动来巩固已有的东西——为了提升可信度，在已有基础上进一步发展，或许还试图在心理治疗、咨询以及更广泛的助人领域产生更大的影响。20世纪90年代初,史蒂夫·德·沙泽的原创著作虽然内容广泛、富有创新性,然而他甚至没能做到用清晰易懂的术语说明他的实践,更不用说让他人效仿了。20世纪90年代,更普遍的框架出现在其他人的著作中。《伦敦简短治疗实践》(George, Iveson & Ratner, 1990)一书以深入浅出的书写达到了这样的目标。史蒂夫·德·沙泽在这本书的前言中表达了他对试图传达这种高度语境化的、因而难以总结实践的潜在担忧:

> 坦率地说,我担心(作者)已经形成了一个"读者文摘"版本或"烹饪指南"或(我最糟糕的噩梦)一份关于正确进行短期治疗方法的声明或宣言。也许令人惊讶的是,我并不担心他们是否"理解"我和同事们的工作。毕竟,即使一个误解在临床上或许也有用……我很惊奇地发现,在第一章中有据为证,他们理解了SF思想。(在书的其余部分)我看到的不仅仅是他们透彻理解了SF理念,而且他们能够以一种有用的方式与来访者合作……他们倾听来访者,找出他想要什么,并与他一起合作,实现愿望。当然,这是焦点解决短期治疗的核心。
>
> (de Shazer, George, Iveson & Ratner, 1990)

在我看来,这段话似乎总结了形成一个简洁的SFBT"官方"版本的难度,至少史蒂夫·德·沙泽是这么认为的。SFBT是从每一位来访者和每一个案例的具体情况入手的方法。在很大程度上,执业者要做的事情是由来访者所说的话驱动的。最重要的是,这种方法对来访者来说有效,所以任何将方法置于结果之上的做法都无法令人满意。"我做得很好,只不过没什么效果"是"我做了点手脚,来访者找到了前进的方法"的糟糕替代品。这种灵活性并不存在于模式之中,而是更多地存在于执业者对于模式的应用过程中。在前面的一段话中,德·沙泽真正关心的不是伦敦人是否理解了他的工作,而是他们的工作是否有效。这才是最重要的。他们以一种似乎与德·沙泽的想法一致的方式来工作,这对他来说是一种超过任何事情的额外收获。

德·沙泽的观点似乎是,在理想情况下,只要有足够的时间,每个人都可以坐下来与来访者交流，研究短期治疗传统，通过大量的实证实验和检验，形成一种经常需要被检视的有效实践。毕竟，他就是这么做的。站在短期治疗的立场上，个性化来访者比诊断更让人感兴趣，德·沙泽反对对来访者进行归类（以及使用检查—诊断—处方的医疗模式），取而代之的是，他用会话技巧跟每一位个体工作。他似乎也不愿采取类似的做法，将自己的实践总结成一系列步骤，好像一本"烹饪指南"，因为这可能会排除其他有趣、有用的可能性。

SFBT 的"官方"版本？

德·沙泽所推崇的终身探索方法（lifetime-exploration approach），虽然在哲学上基础牢固，并由一些基本原则驱动，但对于绝大多数想要学习 SFBT 而不追求自己去发明什么疗法的执业者来说，这种方法既缺乏效率，也没有可行性。德容和茵素（De Jong & Berg）编写的《建构解决之道的会谈》（Interviewing For Solutions）（1998）一书提供了更易学的方法，这些方法又被其他焦点解决执业者进一步强化了。在英国，比尔·奥康奈尔（BillO'Connell, 1998）编写了通俗易懂的教材，帮助启动了 SFBT 硕士学位课程。相关研究也开始积累，EBTA 协会的研究协调员阿拉斯代尔·麦克诺纳德（Alasdair Macknonald, 2007, 2011）着手收集相关研究，其中大部分研究结果都支持 SFBT。随着国家级焦点解决（SF）组织参与到有关 SF 许可认证和承认要求认定，广泛使用的普适性框架自然会出现。

2007 年，比约恩·约翰逊和伊娃·佩尔松（Björn Johansson 和 Eva Persson）开始主持后来被称为卡尔斯塔德集团（Karlstad Group）的会议，通过寻找与其他领域的链接、联系和相似之处来解决这个问题。当年，我是会议的常客，经常参会的还有彼得·孙德曼（Peter Sundman）、盖尔·米勒（Gale Miller）、费迪南德·沃尔夫（Ferdinand Wolf）、沃尔夫冈·盖斯温克勒（Wolfgang Gaiswinkler）和玛丽安·罗斯勒（Marianne Roessler）等人。随着时间的推移，这项工作演变成了由彼得·孙德曼（Peter Sundman）领导的关于 SF 实践理论的 EBTA 研究小组。这个研究小组在过去几年里开展了不少实质性的工作（Sundman, 2017）。需要再次说明的是，探讨焦点解决的定义，主要目的是为了达成研究的目的而去界定实践，而非用来限制单个执业者可能对来访者做什么。

当然，这样做也有推动执业者资格认证的因素，但这种形式的职业化一度被德·沙泽和茵素反对并拒绝，因为那个年代应用焦点解决的人大多在其他领域已经获得了资格。然而，到了21世纪早期，越来越多的人进入这个领域，他们想从一开始就专门从事焦点解决实践工作。对于如何达成这一目标，人们观点不一。国际焦点解决教学机构联盟（IASTI）成立于2008年，该组织采用传统承认的培训模式，可以获得不同级别的认证。

另一些人则认为这种计算小时数的过程并不符合SF的核心要求，即尽可能少做不必要的事情。有些人似乎在短时间内就能熟练掌握这门技术，而另一些人似乎学了好几年，但仍然不能"掌握要领"。SF咨询与培训质量发展协会（SFCT）从2009年开始建立了一套评审工作体系，候选人提交自己的工作，与经验丰富的从业人员做反馈和讨论。这样做的理念是，这更像是驾照考试，而不是培训计划：如果能表明工作做得好，那就足够了。组织中的焦点解决（Solution Focusin Organisations，SFiO）协会采用了相同的模式。英国焦点解决实践协会（UKASFP）也采用了类似的理念——执业者只要提交一个单次会谈的信息，展示焦点解决工作的关键部分就可以了。

2011年，由辛西娅·富兰克林（Cynthia Franklin）策划并通过牛津大学出版社出版了数百项研究的权威作品集（Franklin, Trepper, McCollum & Gingerich, 2011）。无论以何种标准衡量，这都是一部具有里程碑意义的作品集——全书25章节详细介绍了在许多不同情况下应用SFBT的研究和经验，从家庭暴力到儿童、精神分裂症、酒精治疗、管理（这一章由我和麦克高于2011年撰写）、生活指导、学校、儿童保护等。

这本书第二章（Trepper et al., 2011）的标题是"焦点解决短期治疗手册"。这是特意参照其他形式的治疗手册格式撰写的，旨在让SFBT有一个受尊重的、实用的、有依据的实践模式，尤其是在北美国家心理卫生研究所这样的大背景下，需要有一份这样的手册以确保未来研究的可复制性。

这本手册以常用和特定的术语对关键干预措施进行了有益的概述。大致包括：

- 积极、合作的焦点解决立场
- 寻找以前的解决方案(为了利用它们,而不是像 MRI 模式中强调不做什么)
- 寻找例外
- 使用问题而不是指导或解释
- 使用面向现在和将来的问句,而不是面向过去的问句
- 赞美
- 温柔地推动做更多有效的事情。

我们可以将手册中包含的具体干预措施与前两次 SFBT 实践的迭代进行对比(表 4-1):

表 4-1 比较了 BFTC 生态系统疗法(1982 年前后)、早期 SFBT(1988 年前后)和 SFBTA 治疗手册(2011 年)的关键要素

BFTC简短的家庭治疗(c1982)	焦点解决短期治疗(c1988)	SFBT 治疗手册 2011)
生态系统观点	消费者/抱怨者/参观者关系:重新建构了"抱怨"	团队和合作关系
包括治疗师和来访者在内的——"阻抗之死"		
在咨询间歇团队提供更广阔的视角	团队帮助建构咨询结束时的反馈	如果有团队的话,帮助构建会谈结束信息
从无关问题的谈话开始	从无关问题的谈话开始	会谈前改变,构建焦点解决的目标(细小的,一个具体的解决场景)
核查围绕问题的模式,以识别潜在的点进行干预	收集关于"例外"的具体而详细的信息——如果有,探索什么是有效的	奇迹问句
收集围绕问题模式的具体而详细的信息	设定目标(小的),如果没有例外,探讨假设的解决方案和更好的未来	评量问句,建构例外,应对问句(如果需要)
休息	休息	休息
赞美	赞美	赞美
干预:也许是首次会谈格式化任务	干预:做更多有效的(或者做最简单的可能起效的事)	实验和布置家庭作业

审视这一进展,有些事情变得清楚了。我们不再对围绕问题的思考方式感兴趣了。关注未来(由小目标和奇迹问句发展而来)现在被提上了议程。例外问句的作用在减弱,因为只有定义了问题才能定义"例外"(针对什么的例外呢?),但它依旧被使用。休息、赞美和任务、实验或家庭作业等咨询技术已经演变了,但在咨询谈话结束时仍然在使用。我们将在下一章节的结尾再次回到这张图表,以下一代焦点解决的观点来重新审视。

要点

- SFBT 从它的发源地密尔沃基迅速传播开来,更像是一场"游击运动",而不是正式的组织。
- 这种做法被其他团体进一步发展,并扩展到其他领域,从助人专业到学校、教练、组织管理以及许多其他领域。
- 德·沙泽和茵素不愿意担任正式的领导者角色,而是在 SFBT 社群里促进了相互交流与学习和责任共享机制的建立。
- 20 世纪 90 年代中期起,一种更为固定的用法开始流行,它更加关注未来和奇迹问句,以及使用评量问句。
- 多年来,有各种各样的方法来对焦点解决执业者进行认证,但没有一种方法被整个领域完全接受。
- 在创始人去世后,权威规范最终以"治疗手册"的方式出现。然而,焦点解决实践的演变仍在继续。

参考文献

Berg, I. K. (1994). *Family Based Services: A Solution-Focused Approach*. New York, NY: W. W. Norton.

Berg, I. K., & Miller, S. (1992). *Working with the Problem Drinker: A Solution-Focused Approach*. New York, NY: W. W. Norton.

Berg, I. K., & Szabo, P. (2005). *Brief Coaching for Lasting Solutions*.

New York, NY: W. W. Norton.

Burns, K. (2016). *Focus on Solutions: A Health Professional's Guide* (2nd rev. ed.). London: Solutions Books.

Cauffman, L., & Dierolf, K. (2006). *The Solution Tango: Seven Simple Steps to Solutions in Management*. London: Marshall Cavendish.

Cooperrider, D. L., & Whitney, D. (2001). A positive revolution in change. In D. L. Cooperrider, P. Sorenson, D. Whitney, & T. Yeager (Eds.), *Appreciative Inquiry: An Emerging Direction for Organization Development* (pp. 9 - 29). Champaign, IL: Stipes.

De Jong, P., & Berg, I. K. (1998). *Interviewing for Solutions*. Pacific Grove, CA: Brooks/Cole.

de Shazer, S. (1991). *Putting Difference to Work*. New York, NY: W. W. Norton.

de Shazer, S. (1994). *Words Were Originally Magic*. New York, NY: W. W. Norton.

de Shazer, S., & Berg, I. K. (1992). Doing therapy: A post-structural revision. *Journal of Marital and Family Therapy*, *18*(1), 71 - 81.

de Shazer, S., & Berg, I. K. (1997). What works? Remarks on research aspects of Solution-focused brief therapy. *Journal of Family Therapy*, *19*, 121 - 124.

de Shazer, S., Dolan, Y., Korman, H., McCollum, E., Trepper, T., & Berg, I. K. (2007). *More Than Miracles: The State of the Art of Solution-Focused Brief Therapy*. Philadelphia, PA: Haworth Press.

Dolan, Y. (1991). *Resolving Sexual Abuse: Solution-Focused Therapy and Ericksonian Hypnosis for Adult Survivors*. New York, NY: W. W. Norton.

Duncan, B. L., Miller, S. D., & Sparks, J. A. (2011). *The Heroic Client: A Revolutionary Way to Improve Effectiveness Through Client-Directed, Outcome-Informed Therapy* (2nd ed.). Hoboken, NJ: John Wiley.

Durrant, M. (1995). *Creative Strategies for School Problems: Solutions for Psychologists and Teachers*. New York, NY: W. W. Norton.

Franklin, C., Trepper, T. S., McCollum, E. E., & Gingerich, W. J. (2011). *Solution-Focused Brief Therapy: A Handbook of Evidence-Based Practice*. Oxford: Oxford University Press.

Furman, B., & Ahola, T. (1992). *Solution Talk: Hosting Therapeutic Conversations*. New York, NY: W. W. Norton.

George, E., Iveson, C., & Ratner, H. (1990). *Problem to Solution: Brief Therapy with Individuals and Families*. London: BT Press.

Isebaert, L., & Klingenstierna, C. (2012). *A Brief History of EBTA*. Retrieved from http://blog.ebta.nu/about-us/history

Iveson, C. (1990). *Whose Life? Working with Older People*. London: BT Press.

Jackson, P. Z., & McKergow, M. (2002). *The Solutions Focus: The SIMPLE Way to Positive Change* (2nd ed.). London: Nicholas Brealey Publishing.

Korman, H. (2020). Private communication.

Lethem, J. (1994). *Moved to Tears, Moved to Action: Solution Focused Brief Therapy with Women and Children*. London: BT Press.

Lueger, G., & Korn, H. P. (2006). *Solution Focused Management*. Augsberg, Germany: Rainer Hampp Verlag.

Macdonald, A. (2007). *Solution-Focused Therapy: Theory, Research and Practice* (2nd ed., 2011). London: Sage Publications.

Macdonald, A. (2020). Private communication.

McKergow, M. (2009). Interview with Gale Miller: The man behind the mirror behind the mirror at BFTC. *InterAction*, 1(1), 78–87.

McKergow, M. (2011). Solution-focused approaches in management. In C. Franklin, T. S. Trepper, W. J. Gingerich, & E. E. McCollum (Eds.), *Solution-Focused Brief Therapy: A Handbook of Evidence-Based Practice* (pp. 327–341). Oxford: Oxford University Press.

Metcalf, L. (1996). *Parenting towards Solutions: Positive Techniques to Help Parents Use the Skills They Already Have to Raise Responsible, Loving Kids*. Upper Saddle River, NJ: Prentice Hall.

Miller, G., & de Shazer, S. (1998). Have you heard the latest rumor about …? Solution-focused therapy as a rumor. *Family Process*, 37, 363–377.

O'Connell, B. (1998). *Solution Focused Therapy* (2nd ed., 2005 & 3rd ed., 2012). London: Sage Publications.

O'Hanlon, W., & Wiener-Davis, M. (1989). *In Search of Solutions: A New Direction in Psychotherapy*. New York, NY: W. W. Norton.

Rhodes, J., & Ajmal, Y. (1995). *Solution Focused Thinking in Schools: Behaviour, Reading and Organisation*. London: BT Press.

Sundman, P. (2017). *Introduction to EBTA Practice Definition*. Retrieved from http://blog.ebta.nu/the-solution-focused-modell

Trepper, T. S., McCollum, E. E., De Jong, P., Korman, H., Gingerich, W. J., & Franklin, C. (2011). Solution-focused brief therapy treatment manual. In C. Franklin, T. S. Trepper, W. J. Gingerich, & E. E. McCollum (Eds.), *Solution-Focused Brief Therapy: A Handbook of Evidence-Based Practice* (pp. 20–38). Oxford: Oxford University Press.

Turnell, A., & Edwards, S. (1999). *Signs of Safety: A Solution and Safety Oriented Approach to Child Protection.* New York, NY: W. W. Norton.

Wiener-Davis, M. (1993). *Divorce Busting: A Revolutionary and Rapid Program for Staying Together.* Upper Saddle River, NJ: Prentice Hall.

Wolf, F. (2015). Three episodes with Steve de Shazer: Personal and professional. In M. Vogt, F. Wolf, P. Sundman, & H. N. Dreesen (Eds.), *Encounters with Steve de Shazer and Insoo Kim Berg: Inside Stories of Solution-Focused Brief Therapy* (pp. 183–186). London: Solutions Books.

第二部分

建构描述,延展世界

第五章

新生代焦点解决短期治疗的演进

本章回顾了进入21世纪后焦点解决短期治疗(SFBT)的发展过程。这是一个逐渐变化、重点转换，并且基于过去而构建的历程。在我看来，21世纪的SFBT与20世纪八九十年代的SFBT相比，已经发生了根本的变化。本书将展现这两段发展历程中的联系，并向我们展现当下的已知怎样为SFBT未来的进一步发展洞开大门。

我曾经在一篇论文中(McKergow，2016)把新一代的SFBT称为SFBT 2.0，把传统的SF称为SF 1.0，我认为这种称呼可以更加清晰地呈现它们之间的区别。有的人承认这种做法，他们认为我用清晰的方式阐述了SFBT的理念。但也有人不欣赏软件版本升级的术语，认为我这样做无异于是把传统的观点弃如敝履。然而，这并非我的目的。

我希望我能够利用本书的长篇幅，成功地呈现半个多世纪以来SFBT实践的演变和发展，同时重申这是一个渐进而非断续的过程。这些后来的发展是由德·沙泽和茵素以及其他关键SF专业人士的工作中，早已预示了SFBT的演变与发展。现在是时候来评估我们当下立足所在和未来前进的方向了。我们需要清楚地展示我们的工作，讲好工作原理故事，这也许会冒犯到一些人，但这种做法应该会对未来数十年SFBT的发展有所助益。

谈话作为干预

我们可能会说，多年以来，SF执业者是通过谈话治疗和任务作业双管齐下来帮助来访者发生改变的。《从问题到解决》(*Problem To Solution*)

(第二版)(George,Iveson & Ratner,1999,第22页)一书对此做了简明的总结。作者讲到一位青少年的提问,认为这个提问能够折射出他们十年以来(至成书时)的 SF 实践经验。那个青少年询问面谈的目的是为了收集信息然后告诉他该做些什么,还是为了走完一个问答的过程。该书作者没有明确回答这个问题,而是讲述了史蒂夫·德·沙泽(Steve der Shazer)在实践中如何把两者相融合,直到后来任务和过程变得无法区分。时值 20 世纪末,他们已经开始思考这会把 SF 引领向何方:

> 当任务变得越来越重要时,治疗师的想法、观点和行动会变得越来越有主导性。这不会导致糟糕的治疗,但终将导致治疗出现水平的差异,并且治疗将不局限于单一模型。
>
> (George,Iveson & Ratner,1999,第 22 页)

在近 20 年里,有越来越多的人与他们一样,在这个方向进行探索。在寻求让任务变得越来越不重要的同时,他们开始重新反思 SF 的实践过程。有些人并不认为这是一种"反思"——他们认为关于这方面的思考由来已久,另一些人坚持要把德·沙泽和茵素的著述奉为圭臬,还有一些人似乎更看重搭建和谐的执业者社区,而不是在业界展开公开或艰难的对话来探讨实践中的差异。以上所说的反思便是本书的主题——下一代 SF 实践。

聚焦发展描述

在这场反思中重要的一个方面是,要明晰 SF 执业者要寻求做些什么。在新一代 SF 工作中,这种方式的特点是帮助来访者建立关于未来、现在和过去的详细描述图景,而这些图景往往和他们最理想的愿望和规划有关。

随着该领域在过去大半个世纪以来的发展,从相关论文的标题中也可一窥发展历程。曾经有论文题为《短期治疗:聚焦问题解决》(Weakland, Fisch, Watzlawick, Bodin, 1974) 和《短程治疗:聚焦解决方法发展》(de Shazer et al.,1986),以及克里斯·艾弗森(Chris Iveson)和我合作发表的论文《短期治疗：聚焦描述发展》(Iveson，McKergow，2016)。这一步的迈出将使 SF 实践得以重构，并且许多现有的因素以新的形式被看见。而包括任务在内的其他因素的重要性则会相应被减弱。这一重构带来一系列潜在的好处：

- 更加明确了 SF 执业者需要从来访者那里听到什么，以及如何回应。
- 更加明确了 SF 执业者的目标是什么——现在他们可以倾听，同时在很大程度上不必紧张于必须该如何进行干预或者"理解"来访者和他们的处境。
- 更加明确了 SF 执业者正在做些什么（而不是期待 SF 执业者可能会做一些他们没有在做的事情）。
- 更加明确为什么这么做就是好的；这将推动争论不休的"SF 理论"进一步发展。

如我们所见，这种聚焦和具体化的描述发展是建构在与来访者对话的基础上的，对话关注的是来访者对于过去、现在和未来的觉察。这包括了来访者本人及其周遭环境和他人的一系列经验。这不仅关系到来访者能做什么，还关系到在他们的具体情形中，是什么在提示他们可能是时候行动起来了。在下一章中，我们将看到，这种感知和行动界限的模糊，恰恰符合生成认知和具身认知的观点。

把问题抛到脑后

如何在不做诊断或调查人们问题的情况下取得治疗的进展，这是 SFBT 执业者一直以来的兴趣所在，事实上，这种取向可以被看作是 SF 实践最重要甚至是唯一重要的特征。然而，"问题"却始终是 SF 发展进程中的拦路虎。当我们说重要的是"例外"，那么紧接着"什么的例外？"这一问题会迎面而来。这个问题潜伏在幕后，虽然远不是核心问题，但仍然是必要的。在《发挥效用》(de Shazer，1991)一文中，德·沙泽试图彻底消除有关问题的理念，但未能成功。相反，在海德格尔和德里达的给词语添加删除符号的风格中,这个词常常被写作问题,来表示问题和"解决"无关。

后续在约翰·沃尔特,简·佩勒(Walter & Peller,1992)以及哈里·科尔曼,马丁·索德奎斯特(Korman & Soderquist,1994)等人的一系列工作中把这一理念进一步发展,他们认为,甚至没有必要知道来访者的问题是什么。在伦敦,克里斯·艾弗森和 BRIEF 的同事们不再问"是什么让你来到了这里",因为这个提问会导致有关问题的探讨。他们开始问:"你来这里的最大期待(best hope)是什么?"这个提问会引发来访者思考结果(George, Iveson & Ratner,1999)。面对这样的提问,无须详细描述问题(尽管很多来访者依然会选择这么做)。

SF 实践预设的未来——在至今为止的抗争中探寻从今往后的改变

史蒂夫·德·沙泽(1988)在《线索:在短程治疗中发现解决方法》一书中把寻找例外置于"建构预设解决方案"之上。然而,我们也可以看到,人们开始聚焦于对此类解决方案具体而详细的描述。德·沙泽指出:

> 当来访者对一个假设的解决方案的描述包含足够的行为细节(例如,具体和明确的目标)时,任务可以很容易地设计出来,并且行为细节就像是例外一样,可以成为任务。

(第 96 页)

我们可以看到过去(例外)和未来(预设解决方法)的区别并不分明。德·沙泽继续指出,当未来的多个面向有成为任务的潜在可能时,可以让来访者尝试着去从小而简单的事情做起。

第一次被正式发表的奇迹问句是这样的:

> 假设有一天晚上,你睡着的时候,奇迹发生了,这个问题解决了。你是如何知道的呢?有什么不一样吗?如果你不告诉你先生,他是如

何知道的呢?

(第5页)

比起"感觉更好"或者其他大而化之、泛泛而谈的咨询目标,奇迹问句可以帮助来访者去设定明确、具体的目标。德·沙泽写道,这有助于与来访者评估过往例外的重要性,并对之前的谈话中来访者抱怨的内容进行重新评估,从而使其与奇迹问题的回答更加一致。

1991年,史蒂夫·德·沙泽出版了著作《发挥效用》(Put Difference to Work)。在本书中奇迹问句得到了进一步发展,并被认为是BFTC的看家本领之一:

第二天早上,你会注意到有什么不同,在告诉你一个奇迹发生了?你的伴侣会注意到什么?

(第113页)

德·沙泽指出,这个问题的第二部分比简单地想象换一把椅子要更难一些。当问题形成互动之后,就像是来访者被邀请去做一个想象:想象别人又想象你买了一把怎样的新椅子。他也提到奇迹问句是一种让来访者可以跳过自身结构性和因果性假设的思考框架。来访者无须想象过程,只需要想象结果。这会让会谈不再聚焦于让来访者怎么消除抱怨,而是聚焦于问题不曾存在的过往。

为什么要谈奇迹?

奇迹问句在《焦点解决会谈》(Interviewing For Solutions)(De Jong & Berg, 1998)一书中首次被描述。茵素在给一位女性做咨询,这位女性"仿佛背负着全世界"——她的生活中充满了困境:失控的孩子、酗酒且即将失去工作的丈夫,她似乎没法再过下去了。茵素用当时符合BFTC标准的方式发问,需要发生点什么,会让她们在一起的时间是有帮助的。来访者长长地叹了一口气,说问题实在太多了,大概只有发生奇迹才能有帮助。茵素一直

很留意来访者的言辞,她立刻捕捉到了奇迹的说法并且问道,

> 好的,假设奇迹发生了,推动你来到这里的问题都被解决了。那么,你的生活会有什么不同?
>
> (第77页)

让茵素惊讶的是,这位原本不堪重负、无力前行的女性开始描述一种不同的生活愿景。她描述新生活里的孩子、丈夫,以及更重要的,新生活里的自己。"我会更有能量,笑得更多,面对孩子会更加平静……"等。这也许是一个奇迹,但对来访者来说也是非常可行的目标。

奇迹问句在外人眼中,已经成为 SFBT 具有代表性的特殊元素。它是如此独特而好记,因此其他流派的执业者在了解 SF 时,首先注意到的往往是奇迹问句。事实上,在德・沙泽和茵素合著的《超越奇迹》(*More Than Miracles*)(de Shazer et al.,2007 年)遗作中,强调 SF 除了奇迹问句之外还有其他元素。那么,是什么让奇迹问句成为如此有效的方法呢?

聚焦未来

毫无疑问,奇迹问句关注的是未来,且关注的是一个更美好或更受欢迎的未来。然而当年,去探索过去存在的问题和寻找引起心理问题的隐藏原因才是主流,那时候治疗者们认为当探明了问题和原因才能获得治疗进展。在当时盛行的治疗环境中,奇迹问句就显得独树一帜。奇迹问句让来访者看向未来,这打破了过往治疗中的一系列假设,尤其打破了来访者是被自身精神障碍所支配的,只有这一症状被终止或者治愈之后,才能推动来访者有意义地进展这一假说。

看向未来让来访者发现对自身生活的掌控感,以及去影响自身处境的能力。有趣的是,就在奇迹问句开始出现的同时,包括神经语言程序学(neuro-linguistic programming,NLP)和想象疗法在内的许多其他方法,也开始聚焦未来。NLP 倾向于聚焦于未来非常具体的目标设定(示例可见 Knight,2010),迪娜・格洛伯曼(Dina Glouberman)所著的《基于想象的生

命选择和生活改变》(*Life Choice and Life Changes Through Imagework*)(1989)一书风格亲切温和,成为包括我在内的许多人的工具书。不过,奇迹问题是聚焦未来的一种特殊形式,而不仅仅是投向未来的方向。

奇迹问句有什么用?

奇迹问句会引发有效的谈话,这一点被它在 SF 领域的持续重要性所证实。这是一件好事——但为什么呢?对于奇迹问句的目标,过去曾有过各种各样的看法。一开始这些观点理由充分,毫不含糊,但现在似乎变得越来越模糊。在本书所描述的变化之中,这些观点会再次清晰起来,尽管略有不同。

准备还是行动?

在 1988 年设计成形伊始,奇迹问句的主要目的是,当来访者面对问题或者抱怨找不到明确的例外情形时,帮助澄清来访者的目标。近年来,启动效应依然是使用奇迹问句的主要原因,尽管奇迹问句在目前来说,是对所有来访者都有潜在效用的途径。正如麦克唐纳(2011)引用费迪南德·沃尔夫及其同事在越南的研究指出,来访者在奇迹问句中给予的回答与他们在治疗当中越来越多的积极结果有关(第 22 页)。2007 年,德·沙泽及其同事给出了使用奇迹问句的 4 种可能原因(第 40—41 页):

1. 这是为治疗设定目标的一种方法——当然还有很多其他方法也可以做到这一点,所以奇迹问句本质上没那么简单。

2. 这是一种情感和"虚拟"的体验——在某些(并不是全部)个案咨询中,来访者表现得仿佛他们正在经历奇迹发生后的第二天。

3. 为例外做准备——在奇迹对话中构建的细节,能够帮助来访者回想起过去那些微小的细节。

4. 创造一个发展故事的一部分——来访者经常带着事情变得"越来越糟糕的"故事来做治疗。来访者的经验中有一些可以让生活开始(或者已经)变得好起来的起点,奇迹对话可以把这些联系到一起。

第 1、3 两个原因可以明确地被看作是经典 SFBT 的一部分;奇迹对话是为现实改变做准备的一部分,这种改变是基于来访者的过往经验并由此扩展的。然而第 2、4 两点原因则指出奇迹对话不仅仅是准备,而是实实在在的手头工作。这种对话本身——以富含细节和交互的方式想象一个更美好的未来——这个过程就在帮助来访者建构潜在的和实际的改变。

在这些年的焦点解决教练、焦点解决促进及其他培训课程的运营中,我渐渐意识到了这一点。为了设计好短期焦点培训的练习,我开发了一些活动来练习使用奇迹问句并拓展回答,每个练习活动只要 10 分钟。我没有强迫大家参与"角色扮演",而是建议他们从自己的生活中挑出想要改善的部分去做练习,我发现在这样简短的对话练习中,不再需要评量问句、例外问句、赞美或者其他技术,就能涌现出许多新的想法和可能性。

顿悟还是渐悟

我也意识到了这些新的想法并不是灵光乍现、凭空而降的顿悟。相反,它们似乎是逐渐形成的,所以,虽然在会谈中我感觉到不同了,在谈话结束时也产生更多新的想法,但我不太确定这些变化是在何时以及如何发生的。这是一种渐悟,就像钟乳石,是由充满石灰石成分的水滴经年累月滴落形成的:谈话结束后,肯定有新的东西形成了,然而还没有人把它固定到位,因为它就是在对话过程中不知不觉出现的。

从例外到实例

由史蒂夫·德·沙泽和茵素·金·伯格在密尔沃基市领导成立的短期家庭治疗中心(BFTC)发展早期,"问题的例外"是 SFBT 不可或缺的重要部分。德·沙泽在《焦点解决短程治疗的关键》(*Keys To Solution in Brief Therapy*)(de Shazer,1985)一书中提出了在问题发生时寻找"规则中的例外"的理念,某种程度上而言,这是 SFBT 领域发展进程中的里程碑。心智研究所(MRI)所采取的短期治疗,认为有必要打断问题模式,以允许新的(充满希望且有效)行为出现。后来,德·沙泽、茵素及其同事组件 BFTC 团队在 MRI 的短期治疗基础上开展工作,他们发现,来访者可以去寻找例外而不必去打破已有模式,由此可以越过聚焦于问题这一步,直接去讨论"如何变得更好"。

起初,这些例外是工作的核心,因为过去发生的事情可能会以某种方式再次发生或被重复利用,从而对当前的问题情形产生影响。在德·沙泽的《线索》(Clues)(1988)一书中,他区分了由来访者刻意制造的例外和似乎无须来访者努力或行动而产生的自发例外。前一种例外被认为是特别有用的,因为可以跟来访者在个案治疗中去探讨,过去这些例外是如何发生的,由此可以在未来刻意按步骤来构建更多的例外。后一种例外则需要更多的考虑,因此执业者和来访者会精确地探讨这些自发例外和常见问题的不同,而来访者通常要负责预测,在未来几天里,这些例外大概在何时会发生。

如今的治疗更关注未来,所以过往经历中的例外渐渐不再拥有那么重要的地位。为了让例外有意义,我们需要持续地发问:"什么的例外?"这一提问会把问题重新带入到视野中。不同的执业者会以不同的方式去处理这种情形。伦敦的 BRIEF 团队开始用"那些奇迹发生的时候"来代替探讨问题的例外(George, Iveson & Ratner, 1999)。后来他们又开始使用相对简洁的术语"实例"(instances)(Iveson, George & Ratner, 2011)。杰克逊和麦克高(2002)又使用了稀奇的词汇"筹码"(counters 重要事物)来描述此类情形,此外还有过往其他有效元素的一些痕迹,比如优势证据、有用的合作以及任何其他乐观的理由等。

实例比例外更加聚焦。例外是"当问题可能发生而实际没有发生的时候",而实例是"与我们的期待有联系的事物"。从例外到实例是一次跨越,但就像例外离不开问题一样,对实例的定义离不开对未来的描述或者至少也要有一个期待。实例这个概念更加简洁。使用这个概念能帮助有条理地发现有用的事件和行为,同时还能发现其他有趣的变化,比如使用中的优势、资源取向的意识和技能、与他人的合作以及对情境的认知("你是怎么知道要这么做的?")。

建构描述

进入 21 世纪以来,把 SFBT 看作描述建构的观点越来越多。在盖·深南和克里斯·艾夫森在《从解决方案到描述》(Shennan & Iveson, 2011)这一章节中对这一变化带来的所有可能性进行了简明的陈述。有点讽刺的是,该文与前一章中提到的"治疗手册"(Trepper et al., 2011)出现在了同一卷书中。作者指出,最初的研究表明这种描述建构式疗法会使疗程缩短,平均每个来访者减少一次疗程。他们也明确表示,这是个小样本的初步研究,需要进一步扩展,我希望这会是本书的成果之一。

把SFBT看作描述建构的观点中,SF实践有3个关键要素。为了建构描述,我们需要在一定程度上知道描述是关于什么的。问题陈述无济于事(除了可以用作垫脚石),我们需要知道来访者在寻求什么,所以问题将会是"你想要去往哪里?",而不是"你上哪儿去了?"这3个要素是基于这样一种假设:包括非自愿来访者在内的每一位来访者前来咨询,都有一个好理由——达成期望的结果。

1. 你对我们接下去的合作有什么期待?[合约被杰克逊和麦克高称为"平台"(platform),科曼将其称为"共同计划"(common project)](Korman, 2004)。

2. 你如何知道这些期待正在实现?(来访者想要的未来)

3. 为了让你的期待实现,你已经做了哪些事?(过去和现在想要的未来)

这些问题有很多种问法,但不论怎么问,其本质都是聚焦且仅聚焦在描述上的,包括对于结果的广泛描述、更加细节化的描述(也许会由奇迹问句来引出),以及过去和现在曾发生过的有关期待的未来的实例(通常会用评量问句来总结)。

增加细节

当我们把注意力转移到了描述建构上,我们会越来越明显地意识到,治疗师不需要在内容层面给予引导,只需要鼓励来访者去建构描述并增加细节。本书的第二部分将详细探讨这样做的实用性。这里我们先来看几个和拓展描述有关的关键提问,这些提问通常可以跟SFBT的奇迹问句和评量问句等"大问句"一起使用,具体包括:

- 那会带来怎样的改变?
- 对于[Y]这个人而言,那会带来怎样的改变?
- 当[M这件事]发生了,出现的第一个微小迹象会是什么?
- 另外还有谁会注意到[M这件事]发生了呢? 他们会注意到什么呢?
- 当[Y]这些人注意到你做了[M这件事],他们会做些什么呢?
- 你会做点什么来回应呢?
- 还有呢?
- 后来会发生什么?/后来发生了什么?

这些问题都是基于来访者讲述的内容提出的,并且会鼓励来访者继续向前。在这个过程中,治疗师并不会提供反映他们偏好和观点的建议。源自治疗对话的微观分析研究证实了,在提问过程中 SFBT 执业者特别关注内容的范围,有关这一部分在下一章将做更具体的阐述。

在近来的 SF 实践中可以看到,这些描述建构的小问题可以组合使用,并能产生巨大作用。彼得·德容(Peter De Jong)是一位经验丰富的长期 SF 执业者、微观分析师,并与茵素·金·伯格有多年的合作。德容和我(MacKergow,2019)一起分析了两段不同时代的 SF 治疗对话,一段是茵素·金·伯格的("渡过难关",这段视频在 BFTC 有视频录像,是德容挑选的),一段是克里斯·艾夫森(Chris Iveson)的("玛丽和拥抱",由艾夫森和麦克高于 2016 年提交报告,是我挑选的)。我们分别观看这两段对话,找出它们的异同并记录下来,然后再来比较我们俩人的观察。显然,两段对话有大量的相似点——两段对话都是典型的 SFBT 会谈,而并非其他流派。然而,它们之间也有显著不同。

茵素的这段个案对话比较复杂,因为当时屋子里有许多孩子。茵素没有和来访者达成一致的"共同计划",而是假设了一个计划。鉴于当时的情况,她那样做也算是合理的,事实也是如此。接着茵素问了奇迹问句,得到了"标题式"的回答,她并没有去拓展这些回答。她倾向于从来访者那里得到回应(奇迹问句或者评量问句),然后她来复述。而艾弗森倾向于从任何起点深入,以得到更多细节。他 6 次使用了这个问句"那会带来什么变化?"

（而茵素一次都没有使用），20次使用了这类提问"你会注意到什么？"（同样，茵素一次都没有使用）。

当时彼得·德容总结道，这些个案对话展示出"很清晰的变化，这可能是非常有益的探索"。他还说，通过直接观察实际的工作，让我们"再一次确认了SF的核心思想"。在本书的后续章节中我们会看到一些例子，讲述了SF执业者如何帮助来访者从一个微小的迹象（比如"我觉得变好了"）开始，去建构来访者生活中一系列详细的、多视角的描述。

三步交互序列

英国焦点解决实践协会（UKASFP）开发了一套根植于描述建构概念的认证流程。他们介绍了建构描述的关键步骤——三步交互序列，理想状态下，这是SF执业者获得认证所需要展示具备的技能。这个序列包含至少3个改变步骤。

当有改变或进步的迹象（可能是一种行为、一种想法或者一种感受）时，执业者通过下列问句帮助来访者建构序列：

- 其他人将会注意到或已经注意到了什么（基于迹象是未来的还是过去的，在以上两个问句中做选择）；
- 当注意到那些之后，其他人会做些什么，或者他们的做法会有怎样的不同；
- 这对来访者会有怎样的影响——他们将会或他们曾经如何回应？

不论SF执业者是否需要得到这个认证，三步交互序列都是一个值得效仿的优秀模型。这个模型以递进的方式包含了之前提到的细节建构问题，使来访者与"其他人"之间的双向互动成为焦点。（至少在我看来，）这与帕洛阿尔托心智研究所倡导的互动观点有强烈的共鸣，我们曾在第二章回顾了心智研究所的互动观点［帕罗·阿尔托（Palo Alto）的互动观点在本书第二章回顾过］，同时也是史蒂夫·德·沙泽的关键起点。

系列描述——叙事能力

在 SF 的发展进程中，SF 实践中有一个未被充分挖掘的因素，即来访者在会谈中体验到的对描述的建构顺序和他们在现实生活中所体验到的时间顺序是不同的。对于未来的描述通常先于对过去和现在的描述。然而，在实践中这完全没有问题。就像有些电影是按照事件发生的顺序来推进的，中间也会有闪回和快进，我很少遇到过有来访者在把场景组合在一起和理解它们方面有困难。这种在一系列相关事件中去创造联系、关系、因果和逻辑的能力，似乎是我们人类能力的基本组成部分。虽然其他物种也有不同的语言形式，但人类的语言要丰富多样得多，这让我们有能力去创造复杂的故事和联系。

语言和讲故事的能力（当然也包括理解故事的能力）是人类的基本能力，这是由传播理论学家沃尔特·费舍尔（Walter Fisher）(1987)提出的。他提到我们这个物种（智人）被称为"讲故事的人"可能更为恰当。英国科普作者杰克·科恩（Jack Cohen）和伊恩·斯图尔特（Ian Stewart）对此观点进行了拓展（Pratchett, Stewart & Cohen, 2002）。他们认为"人"这个词是一个比较夸张的说法，而"讲故事的灵长类"这一说法可能更为准确。

需要注意的一点是，来访者需要在不同的描述中去完成"连点成线"。对我们来说，听到来访者行动的话语，看到一些明显的关键联系、行为或者清晰的总结，这确实很诱人。但是请不要这么做。我们帮助来访者的方式是帮助他们整合他们的想法，而不是替他们做工作。史蒂夫·德·沙泽经常恳请我们"不要比来访者更努力地工作"，在这里要尤其重视这一建议。来访者们会得到最适合自己的结论。

逐渐远离家庭治疗的规范和习惯

在第二章和第三章中，我们看到了 MRI 在家庭治疗和短期治疗中的发展。随后密尔沃基市的研究者们又推动了进一步发展，他们建立了一种模型，让一组治疗师通过单向镜观察会谈、收集意见、访谈主要的执业者，尤其是帮助建构在结束阶段反馈给来访者信息。

早在1990年,本·福尔曼(Ben Furman)和塔帕尼·阿赫拉(Tapani Ahola)就指出(Furman & Ahola,1990)单向镜的设置是为了保有会谈的私密性,但新的治疗方法讲求的是咨访之间的合作关系而不是竞争关系,所以两者出现了不匹配。他们主张移除单向镜,让治疗小组以反馈小组的形式,直接在来访者面前交谈(Anderson,1987)。这种治疗形式后来被哈里·诺曼(Harry Norman)和约翰·亨登(John Henden)以及布里斯托尔(Bristol)的焦点解决团队进一步拓展(Norman,Hjerth和Pidsley,2005)。

不论从实践还是理论层面来说,这一做法都是有充分理由的。如果我们把执业者作为细节描述的诱导者角色来探索,而不再把治疗师当作干预的设计者,那么,需要遵循以下关键点:

1. 不再需要团队介入。会谈是给来访者听的,单独出现的执业者是其中的一部分。有人正在外面观察这一做法,不仅成本高昂,并且在这个公开和透明被高度重视的时代,还会显得相当奇怪。

2. 既然不需要设计干预,不存在谁向谁商议,因此不再需要中场休息。当然,执业者完全有理由做一个深呼吸,回顾谈了些什么,但要离开房间来回顾复盘似乎也没有必要了。

3. 不再需要持续不断的赞扬作为干预的前奏。并不是说应该要杜绝赞扬——赞扬的目的主要在于去潜移默化重构困难并把挑战正常化,这可以用在会谈期间的任何阶段。

4. 当然,没有干预。一些人致力于去探索这种新方法的局限性,他们甚至会觉得关于可能的行动和下一步计划的任何会谈都是不必要的。因为来访者会在他们觉得合适的时候去行动,而当他们觉得不合适的时候,询问也没有意义。在结束阶段,执业者会做一个总结。

在组织机构的会谈背景下,我依然会问来访者对于可能的下一小步行动的想法——在那个情境下问关于预计的行动想法是很正常的。有时,有些来访者会认为,如果他们达成行动意愿的话,他们不必做任何事情,这可不是我想给来访者留下的印象。我们要聚焦的是帮助来访者去聚焦于微小的、具体的、有可行性的行动上,这比那些大而遥远的行动更有可能被实现,也更有可能带来一些改变。

不管怎样,这对来访者而言不过就是轻描淡写的最后一问罢了,而不是那些家庭治疗手册里基于家庭治疗策略而形成的那些复杂的干预手段,比如抛硬币、角色扮演、车库水枪大战、首次会谈格式化任务,或者在一周中每隔几天采取不一样的行动等。

结束阶段——无须任务或行动,多做欣赏性总结

我们会发现,在结束阶段,许多在早前经常会被使用的技巧都已经被摒弃了。再也没有例行公事的休息、赞扬或者任务了。然而,我们仍然需要拿出一些东西来结束咨询。这个阶段通常会由执业者做赞赏性总结——这会表现出执业者有倾听来访者,也让来访者有机会听一下他们自己到底说了些什么,当然执业者的总结顺序与来访者的叙述顺序可能是不同的。要想帮助来访者看到更加微小(也因此更加可行)的细节,其中一种方法是针对在量尺上已经达到更高分数的微小迹象做描述。另一种方法是让来访者给他们对于进步的信心打分,或者给那些他们可以继续保持的进步打分。

结束阶段要做的另一方面是,就接下来发生的事情而言,更清楚地向来访者提供权力。所以我们会较少地说"请预约下周二的时间",而是会更多地说"我希望这对你有用……你愿意回来继续我们的工作吗?"史蒂夫·德·沙泽总是说,治疗次数应该按照需要来,一次都不能多,所以我们应该力求帮来访者决定他们是否还需要再回来,以及他们何时再回来。如果他们觉得所做已经足够,那就值得小小庆祝一下。

下一代 SF 实践

总而言之,焦点解决短期治疗在 21 世纪的发展是对密尔沃基团队工作的补充,而并非取而代之。当前的这种聚焦描述为这张焦点解决进化表增加了新的一列(表 5-1):

表 5-1　早期 SFBT 的关键要素（约 1988 年），SFBTA 治疗手册（2011）和下一代 SF 实践比较表

早期 SFBT 的关键要素（约 1988 年）	SFBTA 治疗手册（2011）	下一代 SF 实践
消费者/抱怨者/参观者关系：重新建构了"抱怨"	团队和合作关系	最好的希望（"每个人都在追求着某些东西"）
团队帮助建构咨询结束时的反馈	如果有团队的话，帮助构建会谈结束信息。	可能没有团队也没有休息
从无关问题的谈话开始	会谈前改变，构建焦点解决的目标（细小的，一个具体的解决场景）	对于想要的未来的细节描述（从奇迹问句或者类似的问句开始）
收集关于"例外"的具体而详细的信息——如果有，探索什么是有效的	奇迹问句	评量问句导向有关"实例"的细节描述，来为想要的未来提供支持
设定目标（小的），如果没有例外，探讨假设的解决方案和更好的未来	评量问句，建构例外，应对问句（如果需要）	可能是对评量问句中再加一分状况的描述
休息	休息	通常没有休息
赞美	赞美	赞赏性总结
干预：做更多有效的（或者做最简单的可能起效的事）	实验和布置家庭作业	邀请来访者在有意愿时再次前来——或者是最近或者是以后

在这场进化发展中，执业者的角色越来越清晰；他们是在建构描述，而不是在寻求行为干预。会谈就是干预，描述中的微小细节能够开启行动的可能性。这种形式的实践如何精确地帮助到人们，甚至是那些有严重精神健康问题的人们，这一话题将在下一章节中呈现。

要点

- SFBT 在 21 世纪持续发展。
- 会谈本身现在被视为是最主要的干预，而不是建构干预的信息手段。
- SF 对话可以被视为是对未来、现在和过去的建构描述，这些描述以进步迹象为基础，并与来访者最佳期待（best hope）的实现相一致。

- 在奇迹问句和评量问句这一类"大"问句之外，还要有技巧地配合使用许多"小"问句。
- 鉴于会谈本身就是主要干预，所以很少（甚至完全不）需要中场休息、结束时的赞美抑或作业与任务。

参考文献

Anderson, T. (1987). The reflecting team: Dialogue and meta-dialogue in clinical work. *Family Process*, 26(4), 415–428.

De Jong, P., & Berg, I. K. (1998). *Interviewing for Solutions*. Pacific Grove, CA: Brooks/Cole.

de Shazer, S. (1985). *Keys to Solution in Brief Therapy*. New York, NY: W. W. Norton.

de Shazer, S. (1988). *Clues: Investigating Solutions in Brief Therapy*. New York, NY: W. W. Norton.

de Shazer, S. (1991). *Putting Difference to Work*. New York, NY: W. W. Norton.

de Shazer, S., Berg, I. K., Lipchik, E., Nunally, E., Molnar, A., Gingerich, W., & Wiene-Davis, M. (1986). Brief therapy: Focused solution development. *Family Process*, 25, 207–221.

de Shazer, S., Dolan, Y., Korman, H., McCollum, E., Trepper, T., & Berg, I. K. (2007). *More Than Miracles: The State of the Art of Solution-Focused Brief Therapy*. Philadelphia, PA: Haworth Press.

Fisher, W. R. (1987). *Human Communication as Narration: Toward a Philosophy of Reason, Value, and Action*. Columbia: University of South Carolina Press.

Furman, B., & Ahola, T. (1990, May/June). Glasnost therapy: Removing the barriers between clients and therapists. *Family Therapy Networker*, 61–63.

George, E., Iveson, C., & Ratner, H. (1999). *Problem to Solution: Brief Therapy with Individuals and Families* (rev. & exp. 2nd ed.). London: BT Press.

Glouberman, D. (1989). *Life Choices and Life Changes through Imagework*. London: Mandala/Unwin Paperbacks.

Iveson, C., George, E., & Ratner, H. (2011). *Brief Coaching: A Solution

Focused Approach. London: Routledge.

Iveson, C., & McKergow, M. (2016). Brief therapy: Focused description development. *Journal of Solution Focused Brief Therapy*, 2(1), 1-17.

Jackson, P. Z., & McKergow, M. (2002). *The Solutions Focus: The SIMPLE Way to Positive Change* (1st ed.). London: Nicholas Brealey Publishing.

Knight, S. (2010). *NLP at Work: The Essence of Excellence* (3rd ed.). London: Nicholas Brealey Publishing.

Korman, H. (2004). *The Common Project*. Retrieved from www.sikt.nu/wp-content/uploads/2015/06/Creating-a-common-project.pdf

Korman, H., & Soderquist, M. (1994). *Talk about a Miracle*. Retrieved from www.sikt.nu/wp-content/uploads/2015/06/Talk-Miracle.pdf

Macdonald, A. (2011). *Solution-Focused Therapy: Theory, Research and Practice* (2nd ed.). London: Sage Publications.

McKergow, M. (2016). SFBT 2.0: The next generation of solution focused brief therapy has already arrived. *Journal of Solution Focused Brief Therapy*, 2(2), 1-17.

McKergow, M. (2019). Response to Harry Korman's reflections on SFBT 2.0 paper. *Journal of Solution Focused Brief Therapy*, 3(1), 74-78.

Norman, H., Hjerth, M., & Pidsley, T. (2005). Solution focused reflecting Teams in action. In M. McKergow & J. Clarke (Eds.), *Positive Approaches to Change: Applications of Solutions Focus and Appreciative Enquiry at Work*. Cheltenham, UK: Solutions Books.

Pratchett, T., Stewart, I., & Cohen, J. (2002). *Science of Discworld 2: The Globe*. London: Ebury Press.

Shennan, G., & Iveson, C. (2011). From solution to description: Practice and research in tandem. In C. Franklin, T. S. Trepper, E. E. McCollum, & W. J. Gingerich (Eds.), *Solution-Focused Brief Therapy: A Handbook of Evidence-Based Practice* (pp. 281-298). Oxford: Oxford University Press.

Trepper, T. S., McCollum, E. E., De Jong, P., Korman, H., Gingerich, W. J., & Franklin, C. (2011). Solution-focused brief therapy Treatment manual. In C. Franklin, T. S. Trepper, W. J. Gingerich, & E. E. McCollum (Eds.), *Solution-Focused Brief Therapy: A Handbook of Evidence-Based Practice* (pp. 20-38). Oxford: Oxford University Press.

Walter, J. L., & Peller, J. E. (1992). *Becoming Solution-Focused in Brief Therapy*. New York: Bruner-Maazel Inc.

Weakland, J., Fisch, R., Watzlawick, P., & Bodin, A. (1974). Brief therapy: Focused problem resolution. *Family Process*, *13*(2), 141–168.

第六章

拓展来访者的"世界"

一些在 SF 实践中广泛存在的观点值得被重新审视,比如保持未知的立场,这是很多 SF 执业者珍视的态度,他们甚至会否认任何专家身份。由此产生了这样一种观点:(对来访者语言的进一步)解释近乎(专家的)理论化,故而需要加以避免,因为(在 SF 的观点中)来访者才是(他们问题和解决方法)的专家。

史蒂夫·德·沙泽等人在《发挥效用》(*Putting Difference to Work*)(de Shazer,1991)一书中写道:

> 然而"SFBT 是怎么起效的"这一问题总是会出现。我的立场是,一个人没法知道它是怎么发挥效用的,但是可以知道它确实有效。要回答"怎么起效的"这一问题就需要推测。……去推测,去猜想,这都是在讲故事。换言之,都是虚构的小说。
>
> (de Shazer,1991,第 XV 11 页)

德·沙泽(de Shazer)还说,即使如此,他发现人们似乎喜欢他引入的类比,这能帮助来访者看到发生了什么,而不是一味去模糊它。接着他对维特根斯坦(Wittgenstein)、德里达(Derrida)、米哈伊尔·巴赫金(Mikhail Bakhtin)和其他一些人的工作进行了精彩的回顾,这简直就是一场脑力激荡之旅。

30 年过去了,我想是时候重新审视这个问题了。在 SFBT 的小圈子之外,这种后现代建构的叙事方式并不具有吸引力,也未被证明特别有效。在健康、治疗、教育、管理等更为广泛的领域里,它的影响力很小。如果一个承受着很大压力的医疗机构正在寻找一种有效的治疗方法,他们可能会关注到 SFBT 然后问,"SFBT 是如何起效的?"仅仅提到德里达(Derrida)和鲍迪拉德(Baudirllard)等人,并不能就此让人感到安心。

保持未知的立场

正如我们在第二章中所看到的交互观点,SFBT 是一种本质上与传统心理疾病诊断和治疗方法相去甚远的治疗方法。这使得分享和传播这一方法会遭遇一些困难。当我们就医时,医生会听我们的主诉或描述症状,给我们做检查,也许还会做一些测试,然后告诉我们出了什么问题。然后我们会接受相应的治疗(或者说随着患者的知情同意越来越受到重视,医生们会提供相应的治疗)。正如我们将看到的,有一种广泛的观点(我和 SF 世界并不认同)认为,精神疾病本质上来说与其他疾病的治疗过程没有什么不同。

然而 SFBT 却不是基于"问题"来进行的。SFBT 中不做诊断,而是致力于让来访者参与对话,从而帮助他们去创建更美好的生活。所以执业者如果不是在努力做诊断并且代替患者解决问题的话,那么他们在做什么呢?其中一个答案可以从未知心态或者非专家立场中窥见。有时候这种立场也被称为"初学者心态"(beginner mind)(泽恩和铃木在 1970 年提出的概念),在日常生活中我们常常试图通过理解、同理、加入他们,以及分享我们的经验等方法去帮助他人,而初学者心态是对这一惯性渴望的反击。

以初学者的心态去倾听来访者,就是(尝试)在倾听中敞开心扉,不带评判,不试图通过介入来"帮助"。这种对来访者经历的开放之心以及不评判的态度,正是 SF 及其实践的关键。哈琳·安德森(Harlene Anderson)和哈里·古利西安(Harry Goolishian)的合作治疗学院起源于 MRI 短期治疗,在这一方面有着特别多的实践(参见 Malinen,2004)。从更广泛的意义上来说,这种立场与治疗中的后现代运动有所关联(包括叙事、合作、焦点解决和社会建构)。

保持未知的立场有很大的实际好处。作为一名 SF 执业者,我觉得我可以坐下来和任何人开启会谈，朝着更好的未来去建构，而无须理解或者探索他们的问题、诊断、既往生活史等。在某些情况下，因为某些管理方面的原因，若需要做某种类型的摄入量调查或历史调查，执业者通常会把这部分与治疗过程分离，在另一个房间进行，甚至安排另外的工作人员与来访者进行，以进一步强化治疗实践有一个"清爽"的开始。在几乎所有的情境中，询问来访者的期待、他们希望什么事情会发生，仔细倾听他们的回答，这些都是非常有价值的技能——尤其是当人们深陷困扰并且不知道该做什么的时候（或者做了知道该做的，但却没有继续下去）。

"稍有不同的卡尔·罗杰斯"

未知立场在半个世纪以前便出现在米尔顿·埃里克森（Milton Erickson）的著述中。埃里克森主张不要试图将自己的观点强加给来访者，而是"在寻求最佳治疗反应模式时，尝试激发来访者的个性"（Erikson & Rossi, 1979, 第 25 页）。在纯粹形式上，这与 20 世纪中期卡尔·罗杰斯开创的人本主义疗法（Rogers, 1951）有着密切关联。

罗杰斯提倡一种非指导者的方式，提供真诚、尊重和无条件的积极关注，为来访者提供探索自我体验的空间，并通过复述来访者的话语，以及为他们提供继续前进的空间，从而支持来访者走向自我成长。这在 21 世纪依然是一种流行的方法，不仅因为其人性化，同时也因为其对大量人类经历的开放态度。比尔·奥汉隆（Bill O'hanlon）认为，SFBT 可以被形容为"稍有不同的卡尔·罗杰斯"（O'hanlon 和 Beadle, 1994）——稍有不同的地方不是简单地复述来访者的话语，而是对其进行微妙的调整，从而使来访者把注意力转向积极的方向。比如"我很沮丧"可以用"你曾经感到沮丧"来做回应。

路德维希·维特根斯坦的观点？

在余生的 10 年里，史蒂夫·德·沙泽对路德维希·维特根斯坦的哲学和与他有关语言（作为一种流动的、互动的实践来完成事情）以及心智（作为一种互动的社会能力）的观点越来越感兴趣。维特根斯坦尝试去理清哲学、语言和生活之间的混乱关系，主要的方式是通过观察语言是如何运作，以及它是如何蛊惑和误导我们的。任何想要探究这一点的人都应该先去读一读雷·蒙克(Ray Monk)那本优秀的人物传记《天才的职责》(The Duty of Genius)(Monk,1990)。这本书以一种通俗易懂的方式展示了维特根斯坦的工作和生活。维特根斯坦后期的作品(Wittgenstein,1953)提出,"内部"世界的经验和"外部"世界是不可分离的,对解释的依赖是一种误导性的迷信,语言和意义在实践过程中会不断变化,百分百的理解是不可能的,因此我们应该停留在表面,关注细节而不是泛泛而谈。(这是对几十年艰难工作的简化总结,维特根斯坦可能会对我这种有意为之的无知行为深感震惊!)

史蒂夫·德·沙泽经常与德国的逻辑学家和星相学家马蒂亚斯·瓦尔加·冯·基贝德(Matthias Varga von Kibed)教授合作,兴致勃勃地探索维特根斯坦的这些观点。有一些他们对话的磁带和录像留存下来(比如 de Shazer & Varga von Kibed,2003)。在《超越奇迹》(de Shazer et al.,2007)一书中呈现了维特根斯坦的观点与 SFBT 实践的关联性。本书值得一读。德·沙泽总是煞费苦心地说,维特根斯坦没有为 SFBT 补充任何"缺失的理论",但确实有一些有趣的相似之处。这是事实。

而且,也有一些不一致的声音。维特根斯坦提出过大量观点,被用来展示为什么有关情绪、本质原因、诊断、内因情绪、压倒性的内在冲动、父母教养创伤等"通常"类型的治疗对话,跟 SFBT 执业者所青睐的"简单"日常对话比起来,大多是混乱不堪的且充满困惑的。

然而,由维特根斯坦开始的思维训练已经持续了多年,如今又以更详细、更清晰的方式重新出现在生成认知领域。有关"心智"和行为现象是如何统一的,以及行为性的对话如何让来访者去觉察到生命最本质的层面,生成认知在这些方面持有更开放的观点。我们会在这章后续部分探讨这一点。

对 SF 实践的一种解释?

我希望能够为 SFBT 是如何起作用的这个问题提供一些不一样的答案。这并不是说要丢弃德·沙泽所赞赏的维特根斯坦与 SFBT 的联系或相似之处,而是在过去 10 年开始出现的生成认知的发展基础上,去建立实际的方式。我认为生成认知提供了直观而有用的方式来看待我们所做的事情，在某种程度上，它有助于指出这如何对我们的来访者产生影响。毕竟，我们在用与"心理"或者"疾病"无关的方式去治疗"心理疾病"，这会让SFBT领域之外的人觉得很奇怪。

为了让执业者保持未知立场，SFBT实践过程总是会避免向来访者解释，是什么导致来访者成了什么样。当然，这与许多将来访者的"自我觉察"视为进步的先决条件的传统方法截然不同。我要在这里澄清一下，我并不想要在治疗过程中呈现这样的解释。我们帮助来访者去描述更美好的生活中的各种场景，不做解释，也不需要解释（借助奇迹问句的加持）。

我对解释我们的实践过程更感兴趣；我希望向同行专业人士和备受压力的委员会委员提供容易理解的（最好还是令人信服和有吸引力的）说法，讲明白我们的工作是什么以及它是如何起效的。SFBT 的民间也有一个传统，他们以不知道以上这些为乐。这些执业者们从史蒂夫·德·沙泽的早期观点中得到了一些启发，认为只要 SFBT 起作用就行了。可在我看来，这是一种极端的冷漠；他们坚持认为喝柳树汁能够治疗皮肤问题和发烧症状，这种方法对他们的祖父有效，对他们有效，所以对你也会一样有效。这是一个科学上的死胡同；理解事物是如何工作的，可以让人们能够真正了解事物并且帮助去建构和发展事物。遵循这条更加积极的科学路线，另一些人开始分析柳树汁，发现其中含有水杨酸，而水杨酸正是世界卫生组织用于治疗皮肤病的"基本药物"（WHO，2020），同时水杨酸还是阿司匹林的成分之一。

探索"SFBT 如何运作"这一问题，需要考虑到对来访者、他们的经验和他们的语言的密切关注和接纳。对于 SFBT 执业者而言，需要注意的是如果先形成了一套"理论"，就会干扰他们对来访者的倾听。我将说明为什么倾听来访者那么重要，这也是形成理论的一部分。我还将同时阐明"他们说得越多，就越真实"。这不是一个新的观点；这是几十年来被广泛承认（即便没有被普遍公认）的真理。史蒂夫·德·沙泽在 1994 年的工作坊中大声宣示了他的这一番观察，至今言犹在耳（de Shazer & Berg, 1994）。然而SFBT 到底是如何起作用的呢？

这个答案需要迅速地、从根本上为全世界所理解。认知行为治疗

(CBT)目前被广泛使用和推崇,它的核心理念是:极端、无益的想法会导致(来访者)不想要有的行为。纠正想法就是改变行为的第一步(BABCP,2020)。考虑到对思想和行为之间关系的一般理解,这是很有道理的。但就像维特根斯坦指出的,这个观点也是错误的;大脑从哪里获取输入呢?想法控制了行动,听起来就像太阳绕着地球转一样。请摆脱"内在"现象如思想、感觉和态度产生"外在"(行为、言语、姿态等)的假设吧。这些外在的要素才是以维特根斯坦的方式观察世界的主要好处。

大脑盛行论

从认知主义的角度来看,某种程度而言世界是由大脑创造的,大脑作为身体的一部分,被视为控制身体的计算机。电脑形成并存储表象,然后形成行动的基础。这种观点早已被广泛接受而鲜少被质疑,这正是 CBT 得以形成的基础。与此同时,心理咨询领域也充斥着关于内心感受、情感、驱力、冲动和动机的讨论。连流行杂志的读者也都认为,正是这些东西驱动和控制着外部行为。

这导致了一种对神经基础过于执着的观点,在这一观点里,大脑和心理几乎可以互换,任何重要的事物都可以追溯到大脑。在过去的几十年里,我们见证了"脑科学"的兴起,一张张某些脑区"点亮"的图片被用来证明有些事情正在发生。我听一位著名的科学家将脑科学称为"新颅相学"。在维多利亚时代的一种做法是,通过头骨上的凹凸来判断一个人的性格,这被称为"颅相学"。如果大脑处于控制地位,那么大脑必然就是注意力的中心。心灵在大脑中,所以"心理"疾病(和健康)也应该到大脑里寻找。

生成论范式

在过去的 20 年里有一种新的范式博得了关注——生成论范式。比起认为身体被大脑利用,生成论的拥护者认为人们是在利用大脑思考、行动、记忆等。哲学家罗姆·哈尔(Rom Harre)(2002)用任务/工具的隐喻来对这一观点进行说明。哈尔指出我们会说一个人在用铁锹挖沟。事实上铁锹本身不会挖沟,是人在用它挖沟。我们可以选择研究铁锹,也可以研究挖沟——如果后者才是我们的目标，那我们就需要一个人去做。只研究铁锹是不够的。

通过类比，我们把铁锹换成大脑，一个人在用大脑思考。大脑并没有思考，是人在利用他们的大脑思考。因此，我们可以选择去研究大脑，也可以选择去研究思考——但如果后者才是我们的目标，那我们就需要一个人去做。通过这样简洁的类比，哈尔帮助我们把大脑放在了合适的位置——大脑是思考的人类使用的关键工具。脑科学是一门非常合适的学科。但如果我们想要去研究思维（以及其他"心理"现象），那么我们需要把关注点放在人而不是大脑上。

"世界"在哪里？

要重新看待事物，我们可以先看看来访者的"世界"指的是什么。这个问题被哲学家们反复思考却又被大众忽视。但这确实是值得探索的问题——如果我们要去研究"延展世界"，我们就得确定我们知道正在谈论什么。

用日常用语来说，世界就在我们身边。它可能是地球，可能是我们所看到的一切，可能是我们居住的地方。那我们是怎么知道世界的呢？这就是争论所在。对于多数人来说这不是个问题——我们通过视觉、听觉、触觉、嗅觉和味觉去感知——包括我们自己的感知和从别人那里得来的感知。直到 20 世纪中叶，这种世界观始终占据着主导地位。后来，人们对于心理、大脑以及重要的计算机的兴趣开始汇聚到认知科学上。

那么如果世界不在大脑或头脑里，又会在哪里呢？生成论研究者（比如 Thompson, 2007; Stewart, Gapenne & Di Paolo, 2010）认为与其看向"内部"，我们更应该采纳具身的观点。比起把心身分开，他们更倾向于把心身结合到一起，整体地去看到一个人，进而观察他如何与世界或他人交互。人的体验会是非常重要的；第一人称现象学（Merleau-Ponty, 1945）并不仅仅是认知科学发展的副产品。生成主义和 SF 实践都把来访者的经验看得非常重要。（当然，如果一个人有脑损伤或者脑部病变，就会影响他的交互，就像坏掉的铁锹会妨碍挖掘一样。)

令人高兴的是,有一种拥有生成主义观点的传统观点又回到了大众面前;那便是使交互变得可能的基础,"周围世界"。

周围世界(Umwelt)——可以交互的世界

雅各布·冯·尤克斯库尔(Jakob von Uexkull)是20世纪初期的德国生物学家。他对于生物体如何与环境交互以及生物体如何知道与环境交互感兴趣。他提出了一个周围世界(an Umwelt)的想法(von Uexkull,1920);由一种具有物种特异性的主观自我世界参考框架构成的"意义载体"——这对生物来说是很重要的交互信号。冯·尤克斯库尔举了一个蜱虫的例子(这是一种吸动物血的小虫子)——蜱虫对于光(这能帮助它们爬到草叶上面)、丁酸的"气味"(狗等毛发类的哺乳动物会发出的)以及温度(告诉它们这是否合适它们生存)很敏感。这些就组成了蜱虫世界的信号——那些时间年份或者股票市场的波动,(对于蜱虫而言)根本不值得蜱虫关注。

美国生态心理学家 J·J·吉布森(J J Gibson)对此观点进行了拓展,他认为人类(和其他物种)把世界作为具有动允性的(affordances)——具有可视化的交互机会。吉布森(1977)提出感知不是中立的感觉收集活动,而是行动的重要部分。所以我们不会把一张木质咖啡椅看作是表面涂有清漆的有趣几何形木头,而是一个坐的地方。[当然,我们可能会对椅子进行反思,从一个崭新的角度去看它。就像马塞尔·杜尚(Marcel Duchamp)把一个陶瓷小便池放到画廊里,并称其为"人工喷泉"。]需要注意的是这还有物种特异性;一只小鸟飞进我办公室,它可能会把架子上的吉他当作栖息地,而我则把吉他当作是创作音乐的器具而非座位。在我看来,这种超越人类行为的观点非常棒——我觉得这和格雷戈里·贝特森(Gregory Bateson)对尽可能广泛地应用交流原则的兴趣有关。

蜱虫的周围世界(Umwelt)是小而集中的。作为人类,我们至少拥有两样能够扩大我们接收信息范围的工具——记忆和语言,这是蜱虫所没有的。尽管蜱虫会立即对它们附近的温暖皮毛产生反应,而我们却能记起许多并非当下发生的事情——当我饿了想要吃苹果的时候，我知道去厨房拿。我不否认许多动物也有一定程度的记忆，这有助于它们生存。然而在语言这个问题上，人类远远领先于其他物种。我们可以用语言把鳄鱼置于眼前，我们可以用语言去学习和传递信息，我们可以用语言去协调与合作。

有了语言和记忆，动允性和周围世界从广泛的物种特异性转变为个体化（也包含了文化和社会因素）。我们每个人对于同一个场景的感知都会有所不同。想象与植物学家、艺术家和野外求生者一起漫步于森林中。植物学家会注意到不同的植物，谈论它们是怎么生长和繁殖的、它们通常会长在哪儿。艺术家会注意到光线、颜色、形状，并能以某种新的表现形式把它们重新表达出来。野外生存者会知道什么可以吃、什么有毒以及怎么制作绳子和吊床这类有用的物品。这明明是"同一片"森林——然而这又是三个不同的周围世界。

作为具有"动允性场域"的世界

随着人们对生成认知范式的兴趣日益浓厚，将世界视为"周围世界"（Umwelts）和动允性的观点再次回归（比如 Varela, Thompson & Rosch, 1991; Chemero, 2009; Huttohe & Myin, 2013）。与流行的"脑即计算机"的认知范式相反，生成认知认为大脑是一个连接器官，在广泛的行为/感知过程中发挥作用，这些过程密切相关。安东尼·切梅罗（Anthony Chemero）在近10年里的工作非常重要，他澄清了动允性是分别在快（全生命周期里的学习）和慢两种时间尺度里发展进化的。比如，21世纪以前，双拇指智能手机输入法闻所未闻，但现在有多少人习惯用它来交流！吉布森（Gibson）关于知觉在动允性中的关键作用这一理念后来又被桑内克·德·哈恩（Sanneke de Haan）等人（2013）进行了拓展。他们提出了动允性的"全域"和"场域"的概念。

动允性出现在生物体与环境的交互过程中。因此，不能简单地把动允性看作是在"外部"环境中或者在"内部"有机体中——两者都有。一把椅子可以给人类提供就座的机会——但猫也可以在上面睡觉、飞蛾把其作为食物、狗可以啃咬等。德·哈恩与合作者们（2013）提出了"动允性全域"这一概念,指的是"某一特定生命形式全部行动的可能性"(第 7 页),这取决于这种生命形式可用的所有能力——这种动允性的所有可能性是面向(是在说)人类、狗甚至蜱虫。接着,他们又提出了"动允性场域"这一相对狭义的概念,即一个人在具体情况下对行动做出反应的相关可能性。

这个动允性范围与个体化的"世界"相对应——交互的机会是可见的,也是可利用的。当然,这是动允性全域中的一部分,是所有可能的人类交互的集合。比如,我的办公室有一扇大而厚实的门框。我用这扇门框进出,我的朋友大卫是一位攀岩爱好者,他会用这个门框做引体向上,练习手指力量——事实上,他的世界里充满了抓手、爬坡路线、壁板和锻炼身体的机会,这可能就是他比我瘦这么多的原因。(当然,他也用这扇门来进出。)

人们很容易理解,(比如说)一个抑郁症患者的世界可能是相当小的,改变的机会和可能性都很少。或者像强迫症患者,他们的世界可能被洗手或者检查煤气开关占满了。

心理健康——该看哪里?

在我看来,桑内克·德·哈恩和同事们为临床工作带来了极大的可能性,这是改变临床实践的一个起点。德·哈恩主动将其工作拓展到了精神病学领域(de Haan,2020)。这里我将从另一个途径——实践到概念来建构。

如何描述心理疾病是一个争论了几十年的问题。一些人认为心理问题本质上是大脑"真的"生病了,这犯了混淆大脑和心理/精神的错误。当然,大脑疾病和问题也是真实存在的,会给患者带来痛苦的后果,因而需要治疗。比如阿尔兹海默病、帕金森病和癫痫等。大脑疾病通常不被归类在"心理疾病"里。(这并不是说 SFBT 不能帮助阿尔兹海默病的患者过上更好的生活——事实上他们可以做到。)

然而,像抑郁症这样的疾病并非大脑疾病。根据英国国家医疗服务体系的指示,至今还没有用于诊断心理疾病的生理测试(NHS,2020)。美国国家心理卫生协会(NIMH)也表示"不能单独根据脑部扫描的结果诊断自闭症、焦虑症、抑郁症、精神分裂症或者双相情感障碍等心理疾病"(NIMH,2020,第 2

页)。曾经有这种说法:"抑郁会造成大脑损伤"(Schmaal et al.,2016),这似乎是把大脑看作是抑郁症的无辜受害者,而非造成抑郁症的活跃原因。

精神病学是治疗心理障碍的医疗领域。它像其他医学领域一样,试图经由诊断治疗疾病。这个过程本质上是在把心理障碍分类,并且寻找到最合适的治疗方法,就像治疗生理疾病一样。然而结果并不理想。《诊断与统计手册》(APA,2013)自1952年成书至今经历了5次重大修订,现在变得越来越厚,其内容从130页增加至991页,疾病数量从108个增长至354个(Khoury,Langer & Pagnini,2014)。可悲的是,该如何去治疗它们却变得越来越不明确。有人指出这些诊断正被那些医药公司利用,他们基于利益在操纵着这些医疗方面的变化(具体案例参见 Frances,2013)。

近几十年来,乔治·恩格尔(George Engel)(1977)提出了一种更有前景的基于生物—心理—社会模型的心理健康观点。这个多元模型包括生物学、心理学和社会学的元素领域,这是远离科学的严格客观性的一步。这种观点对在特定环境下的个体投以更多关注,包括自尊、气质等心理因素以及社会因素、家庭关系和环境。然而,这仍不算是答案;因为拓宽视角很好,但也就仅是在说"所有事情"都是相关的,这对于弄清楚到底该去做什么没有太大帮助。

生成论观点——来访者的"世界"是不协调的

有一个长期存在却也许有些被忽视的传统观点,那就是不把心理疾病看作是患者/来访者内在的东西,而是来访者在他的世界里存在的方式受到了扰动。这观点最初是基于现象学产生的,现在被生成论进一步拓展。德国精神病学家托马斯·福克斯(Thomas Fuchs)提供了一种有趣的方式来对生成主义和心理疾病展开广泛讨论。他在论文(Fuchs,2013)指出抑郁症不是内在的或者个人的抱怨,而是在共享情感的过程中起调节作用的共振体发生了失谐/干扰(在德语中写作 Verstimmung,译作:令人不快的跑调)(这在具身和生成论中经常被提到)。福克斯(Fuchs)引述了现象学家、精神病学家扬·亨德里克·范登伯格(Jan Hendrick van den Berg)的精辟名言(van den Berg,1972):

患者病了;这意味着,他的世界病了。

福克斯对此进行了阐述:

在这个层面而言,并不是疾病在患者身上,而是患者在疾病里面。因为心理疾病不是头脑的一种状态,而是一种生活方式的改变。

(Fuchs,2013,第 22 页)

当使用"患者的世界也病了"这一陈述时,很容易让人退回到认知流派里,会认为患者的世界是存在于患者的头脑中的。但从生成性的视角来看,患者的世界"就在那里",在患者和客观世界的交互之中。德·哈恩(de Haan)(2020)在心理学、经验学、社会文化学和存在论这 4 个相关领域里全面发展了对精神病学的看法。4 个领域中都有生成主义者(enactivist)的观点。她指出心理疾病是一种意义建构障碍,即人们在体验世界,并且陈述那些个人现象学经验的重要性时发生了障碍。我觉得 SFBT 会在这一方面做得很好。

"来访者的世界"是来访者动允性的场域。要记得,这是来访者动允性全域当中的例外才形成了来访者的生命故事。在各种层面而言这都是动态变化的——包括短期的学习和长期的进化。所以,如果我们把心理疾病看作是一个人的状况(与大脑疾病相反),我们可以尝试性地将这种精神疾病定义为:

- 动允性场域的持续跑调(失谐/干扰)。

这里的几个用词是精心挑选的:

持续:不是暂时的——我们的世界都会受到暂时干扰,我们会通过日常的行动去处理这些干扰。比如,我们会感到有点苦闷,便决定出门散散步、见见老朋友。这是每天都会有的起起伏伏,这是每天都会经历的事。只有当处理问题的"普通"方法不见效时,我们便开始从疾病的角度思考问题。读者们可能还记得坚持的必要性是由心智研究所的约翰·威克兰(John Weakland)和他的同事们在 20 世纪 70 年代提出的,这在第二章提到过

(Watzlawick, Weakland & Fisch, 1974; Weakland, Fisch, Watzlawick & Bodin, 1974)。这在今天依然时常被提起。

失谐/干扰：这是一个德语词，有很多意思，很难用英语完全概括。它包含了干扰、失调和坏心情的内涵。这不是一种破坏——这是一种干扰可以被纠正的感觉。当然，这不是说失谐仅仅是"伴随"疾病出现的坏心情，失谐才是整个事情的关键。

场域：这指的是在动允性中与人和情境相关的部分。这不可避免地会把第一视角引入到行动中——不同的人自然会有不同的动允性场域，特别是当执业者/治疗师无法代入来访者动允性场域的时候。

关于动允性：再次强调，这不在个人身上也不在环境中，而是在人与环境的交互之中，是对参与行动的各种可能性的体现。

用 SFBT 来"延展世界"

心理治疗常常会被（打趣地）描述为"两个人交谈，试图弄清楚其中一个人想要什么"。所有的会谈疗法都有一些共同点，至少谈话的元素是相同的（尽管在不同的流派中会谈主题会大相径庭）。我们可以看到瓦姆博尔德（Wampold）（2001）的研究发现，仅从纯粹的结果而言，不同流派的会谈治疗都是一样有效的。

据我所知，我们至今从未把延展和改变来访者动允性场域看作是会谈治疗的目的。此外，那些通过聚焦于童年创伤、家庭关系等长期以来的因果关系去缓解精神痛苦的治疗方法会需要相当长的时间（即时效果很小），而某些近在眼前的更聚焦于去细节描述美好未来的疗法可能会更快地展现疗效。

如果我们把会谈治疗看作是帮助来访者去有效延展和积极改变他的动允性场域，我们可能会期待去寻找：

- 治疗师将来访者作为联合过程中的积极参与者。
- 治疗师非常重视第一人称视角/描述。
- 治疗师不试图发现问题的原因，而是围绕过去、现在和未来的进展建立一种对话式的叙述。
- 对话集中在对"更美好未来"的小细节上——即那些事情已经或者正在变好的迹象。

人们可能会认为延展动允性场域只有应急效果——有时候简洁、有时候混乱、有时候沉闷、有时候又令人困惑。延展来访者的动允性场域与向他们提供有效的改变步骤是不同的。这种疗法会有效吗？其实我们在这本书里一直在谈论这个话题：下一代的 SFBT。

SFBT 如何延展世界

当让来访者去描述细小的进步迹象、奇迹发生后的变化、状况开始好转，以及他们对刻度化提问的答案接近满分时，是什么正在起作用？使我们在帮助来访者生成新的，或者至少是相对新的且重要的动允性："延展来访者的世界"。来访者会这样去描述"更好"：

- 用自己的语言
- 包括将来、过去和(或)现在
- 围绕日常生活
- 细节化
- 尤其会提到"注意到"和"迹象"这些词

"小迹象"和"注意到"这些词简直太适合用来完成这样的任务了。每当有一个新的迹象或者行动出现在对话中时，那就是潜在的动允性。并不是所有的潜在动允性都很重要——重不重要只有等之后——来访者在咨询中亲身体验过他们延展后的世界时才会明了。

案例：装扮我的房间

这是一位 16 岁的学生，由学校推荐前来咨询。该学生无法面对考试压力,但近期就将会有一次重要考试。学校告知执业者这个学生有过自伤行为。来访者最大的期望(第九章会谈到)是整体上状态能有所好转,提升自信,好好地参加考试并坚持下来,能在课堂上多发言。

下面是一段简短的奇迹未来对话的逐字稿,谈论的内容是如何在复学的同时实现上述期待。我添加了一些点评。请注意这段对话中出现新的交互可能性的方式,那是由来访者创造的。这种可能性延展了他们的世界。这是一场有关未来愿景的对话;在建构对过去和现在的描述时也可以用这样的方式。

对 话 逐 字 稿	点 评
P:当你回到学校去上课,哪个老师在看到你的时候会最惊讶呢?谁又会在看到你走进课堂时跟你有眼神接触?	
C:唔……可能是我现在的数学老师。	找到一个特定场景,而不是泛泛而谈。
P:好的。他叫什么名字?	
C:S先生。	
P:好……你怎么会知道S先生会对此感到惊讶呢?	
C:因为我想我们会聊一会儿天,而不仅仅是匆忙道一声"早安"后我就赶紧跑回座位。	这里开始建立了一个具体的细节性的特定场景。
P:哦……所以你们会聊一会儿天……你觉得你们俩是谁先开的口?	执业者试图进一步挖掘细节。
C:可能是他……	
P:好的。	
C:因为他会和每一个走进来的人道"早安"?	
P:嗯。	执业者没有着急,而是等着来访者想到更多。
C:而且要是你……要是你回应了,他会有"你的周末过得怎么样?"之类的课前闲聊……反之,要是你只是走进来并且说一句"早安"就走掉,那就不会闲聊了。	能从来访者处得到这个细节非常棒——这里描述变得生动起来。

续 表

对 话 逐 字 稿	点 评
P：哦，所以他会和你交流，因为你会回应并且你们会有眼神交流……然后他会问起你周末过得如何……	执业者提醒来访者他们讨论的场景里与老师有眼神接触。
C：是的，就是随意聊一聊。	
P：当你的自信提升了，越来越相信自己了……你会怎么回应呢？	现在开始将来访者和老师之间互动的描述连成一整套反应。
C：积极。	
P：不错……嗯……这对于S先生而言意味着什么？当你走进教室的时候，你看着他回应了，你还回答了他的问题，而且你知道，那会是相当积极的回应。	视角回到老师身上。
C：唔……这很好，我有在……回应。	来访者仍然在谈论自己。
P：是的。	
C：但事实是……呃……	
P：还能……我在想，因为这只是很短的一点时间，仅仅是你走进去这一点时间……这可能会影响到你接下去的上课吗？当你自信地走进教室、与老师对视、与老师交谈……	执业者把这个短暂的时间点连接到一个更大的课程图景里面去。
C：对接下去的课会更加自信……	
P：好……那S先生怎么会发现你变得自信了？从哪里展现出来的？	把"自信"这个比较抽象的词变成更具象的描述。
C：我会举手回答问题……或者他会随机点我名提问，有时候他会说"你来回答一下"……	"举手"。
P：嗯。	
C：我可能不会……可能不会不知道该说什么或者结巴。	
P：好的，你不会……结巴，那么你是什么样回答的呢？	
C：就是能说出我的想法，比以前更流利一些……	"说出我的想法，更加流利"。
P：嗯。	
C：还会更大声一点，所以我不会特别沉默。	"大声一点"。

很明显，在走进 S 先生的课堂时，有可能以不同的方式发生很多事，这是来访者为他自己建构的。来访者的世界被延展了——有更多的可能性、更多的动允性、相对新的功能可见性。这一切在以前都是不可能的，但现在它们为来访者带来了新的角色和潜在意义。在遇见老师这件事情上，其实体现出了对于更美好生活的期待背景。

为什么是"延展"世界而非"改变"或"重建"世界？

在我看来，"延展"这个词用来描述 SFBT 会谈中的这部分效果特别合适，原因如下。

- 延展需要来访者的努力。当对于奇迹问句的第一反应是（说）"唔……"，这就是来访者正在思考的好迹象。产生新想法总是需要花费时间和努力的。如果来访者仅仅是"不假思索"地回答，貌似了如指掌，那其实说明来访者尚未进行新的思考，执业者就应该继续深入挖掘细节。
- 延展后也有可能会收缩到原先的大小。我们不知道新延展的世界会持续多久，也许会谈一结束世界就又回到了原本的大小。我们只能等待和观察。
- 会谈结束后改变仍在继续。来访者离开咨询室时他们的世界已经得到了延展，他们已经生活在了新世界。这种影响会随时间推移而显现。
- "在后续的咨询中，可以询问新延展的世界对于来访者而言是否适应，他们感受到了什么，他们还需要做些什么。"这种对话适用于世界延展范式。

结论

在这一章开始时，我们着眼于为什么 SFBT 执业者对于参与"个案概念化"的讨论感到紧张或者勉强，因为他们认为任何对个案概念化的关注，都会让他们无法专注于来访者及其叙述。而在这一章的末尾，我们提到了一种紧密依赖于对来访者及其语言进行关注的理论,该理论在应用层面(告诉我们要去做什么)和理论层面(让我们深入理解为什么做这些会帮助到来访者)都有意义。这些细节性的对话并不是基于传统"心理"而形成的,而是在生成认知观点的基础上形成的一个宽泛的概念。

要点

- SFBT 执业者出于合理和原则性的原因,抵制我们工作的理论和解释,他们希望始终专注于来访者,对于来访者接下去会发生什么保持初学者的心态。
- 某种程度上来说,这或许是原则性的,但它会妨碍外行和同行专家去理解和投入到我们正在做的事情上去。一个有用的描述能够让我们这个领域得到理解和承认。
- 从脑科学到医学,再到生物—心理—社会整体论,有关心理疾病的理论和解释一直存在广泛争议。
- 生成论的观点让我们能够重新审视"心理",从内在论的观点变成交互论的观点,认为来访者的世界(他们的周围世界)就是他们的动允性,是他们可以去交互的可能性。
- 对于"心理疾病"的一种潜在定义可能是"动允性的持续失谐(令人不快地跑调)"。
- SFBT 可以被看作是通过在治疗会谈中建立微小的交互细节来为来访者"延展世界"。

参考文献

American Psychiatric Association. (2013). *Diagnostic and Statistical Manual of Mental Disorders* (5th ed.). https://doi.org/10.1176/appi.books.9780890425596

British Association for Behavioural and Cognitive Psychotherapies (BABCP). (2020). *What Is CBT?* Retrieved from www.babcp.com/files/Public/what-iscbt-web.pdf

Chemero, A. (2009). *Radical Embodied Cognitive Science*. Cambridge, MA: MIT Press.

de Haan, S. (2020). *Enactive Psychiatry*. Cambridge: Cambridge University Press.

de Haan, S., Rietveld, E., Stokhof, M., & Denys, D. (2013). The phenomenology of deep brain stimulation-induced changes in OCD: An enactive affordance-based model. *Frontiers in Human Neuroscience*, 7, 653. Retrieved from www.frontiersin.org/articles/10.3389/fnhum.2013.00653/full

de Shazer, S. (1991). *Putting Difference to Work*. New York, NY: W. W. Norton.

de Shazer, S., & Berg, I. K. (1994). *From Problem to Solution*, Part 1 (Audio). Retrieved from https://youtu.be/7a71M1b7YOU. 16 July 2020, 22 minutes into the recording.

de Shazer, S., Dolan, Y., Korman, H., McCollum, E., Trepper, T., & Berg, I. K. (2007). *More Than Miracles: The State of the Art of Solution-Focused Brief Therapy*. Philadelphia, PA: Haworth Press.

de Shazer, S., & Varga von Kibéd, M. (2003). *Conversations about Wittgenstein*. Recording from the Plenary at the 2003 SFBTA conference. Santa Fe, NM: SFBTA.

Engel, G. (1977). The need for a new medical model: A challenge for biomedical science. *Science*, 196, 126–129.

Erickson, M. H., & Rossi, E. (1979). *Hypnotherapy: An Exploratory Casebook*. New York, NY: Irvington Publishers.

Frances, A. (2013). *Saving Normal: An Insider's Revolt against Out-of-Control Psychiatric Diagnosis, DSM-5, Big Pharma, and the Medicalization of Ordinary Life*. New York, NY: William Morrow.

Fuchs, T. (2013). Depression, intercorporeality, and interaffectivity. *Journal of Consciousness Studies*, 20(7–8), 219–238.

Gibson, J. J. (1977). The theory of affordances. In R. Shaw & J. Brnasford (Eds.), *Perceiving, Acting, and Knowing*. Mahwah, NJ: Lawrence Erlbaum Associates Publishers.

Harré, R. (2002). *Cognitive Science: A Philosophical Introduction*. London: Sage Publications.

Hutto, D. D., & Myin, E. (2013). *Radicalizing Enactivism: Basic Minds without Content*. Boston, MA: MIT Press.

Khoury, B., Langer, E. J., & Pagnini, F. (2014). The DSM: Mindful science or mindless power? A critical review. *Frontiers in Psychology*, 5, 602. doi: 10.3389/fpsyg.2014.00602

Malinen, T. (2004). The wisdom of not-knowing: A conversation with Harlene Anderson. *Journal of Systemic Therapies*, 23(2), 68–77.

Merleau-Ponty, M. (1945). *Phénoménologie de la perception (Phenomenology of Perception)*. Paris, France: Editions Gallimard.

Monk, R. (1990). *Ludwig Wittgenstein: The Duty of Genius*. New York, NY: Free Press.

NHS. (2020). *Clinical Depression*. Retrieved from www.nhs.uk/conditions/clinical-depression/diagnosis/

NIMH. (2020). *Neuroimaging and Mental Illness*. Retrieved from www.naminys.org/images/uploads/pdfs/Neuroimaging%20(FAQ).pdf

O'Hanlon, W. H., & Beadle, S. (1994). *A Field Guide to Possibility-Land*. Omaha, NE: Possibility Press.

Rogers, C. (1951). *Client-Centered Therapy: Its Current Practice, Implications and Theory*. London: Constable.

Schmaal, L., Veltman, D., van Erp, T., et al. (2016). Subcortical brain alterations in major depressive disorder: Findings from the ENIGMA major depressive disorder working group. *Molecular Psychiatry*, 21, 806–812. https://doi.org/10.1038/mp.2015.69

Stewart, J., Gapenne, O., & Di Paolo, E. A. (Eds.). (2010). *Enaction: Toward a New Paradigm for Cognitive Science*. Cambridge, MA: MIT Press.

Suzuki, S. (1970). *Zen Mind, Beginner's Mind*. New York: Weatherhill.

Thompson, E. (2007). *Mind and Life: Biology, Phenomenology and the Sciences of Mind*. Cambridge, MA: Harvard University Press.

van den Berg, H. (1972). *A Different Existence: Principles of Phenomenological Psychopathology*. Pittsburgh, PA: Duquesne University Press.

Varela, F., Thompson, E., & Rosch, E. (1991). *The Embodied Mind: Cognitive Science and Human Experience*. Cambridge, MA: MIT Press.

von Uexküll, J. (1920). *Theoretische Biologie*. Berlin: Paetel.

Wampold, B. E. (2001). *The Great Psychotherapy Debate: Models,*

Methods, and Findings. Mahwah, NJ: Lawrence Erlbaum Associates Publishers.

Watzlawick, P., Weakland, J. H., & Fisch, R. (1974). *Change: Problem Formation and Problem Resolution.* New York, NY: W. W. Norton.

Weakland, J. H., Fisch, R., Watzlawick, P., & Bodin, A. M. (1974). Brief therapy: Focused problem resolution. *Family Process, 13*(2), 141–168.

Wittgenstein, L. (1953). *Philosophical Investigations* (Trans. G. E. M. Anscombe). New York, NY: Macmilllan.

World Health Organisation (WHO). (2020). *WHO Model Lists of Essential Medicines.* Retrieved from www.who.int/medicines/publications/essentialmedicines/en/

第七章
执业者的角色

在 SF 取向的咨询中,执业者到底扮演了一个什么样的角色?过去的 30 年里,执业者的工作发生了相当大的变化。一开始,就像我们在第二章和第三章里看到的,执业者要在对话中帮助来访者去建构能够帮助他们前进的任务。这意味着执业者要非常关注来访者的相关陈述,尤其是那些对当前困扰而言的例外情况,或者是能显示来访者优势、知识、技能或其他有用的东西。

当然,也可能不需要任务,直接通过对话就能影响到来访者。就像第五章所展示的,21 世纪以来 SFBT 的主要发展就是更多地去关注会谈的影响而不是任务的影响。在第六章,我提出现在的会谈是要帮助拓宽来访者的可能性——延展他们的世界。这一章则会探索执业者的角色:当世界延展的时候会发生什么?这个答案可能会"比人们想象得还要多,也比人们想象得还要少"。

执业者就是世界的延展者

近年来 SFBT 发展的一个重要部分是,执业者会更多地在来访者的描述中追寻细节——不仅仅是什么事情会发生,而且具体发生的是什么事情,别人注意到的最初迹象是什么,那会带来什么不同,之后还会发生什么等。在与来访者一起去推敲并重塑细节时,执业者并不是在为干预做铺垫,他们已经在进行干预了。

从对话中积累细节,建立在对话的基础上(我们会在稍后的微观分析这一章节进行阐述)会帮助来访者意识到他们行动的可能性,也就是他们的能动性。需要注意的是,并不是说这些可能性以前来访者不具备——这些并没有超出他们动允性(的全域)的范围。然而,会谈会让他们直接能够触碰到这些,并走向更好的生活。我记得有一个来访者说,在奇迹发生的第二天他会用不同的方式去榨橙汁。他一直有在喝鲜榨橙汁,但好像现在一定程度上他生命中的一个部分变得不一样了。

需要注意是,SFBT会谈中发生的任何事情都来自某个人的观点——来访者的、他们周围人的,以及有时候是执业者的(作为总结或者赞美的形式出现)。描述的格式是某个有名有姓的人为了别人或和别人一起做了某件事。这不是一个笼统的描述,也不是在科学或者医学领域中分子的非人格化语言中进行的(Harre,2002),这就是某些特定的人对他们自己或其他人的觉察。这可能就是SFBT一直没能深入到科学和医学领域的一个原因——因为它们研究的方式是如此不同。科学(包括心理学)更感兴趣的是在人群中寻找普遍真理和可靠的知识。SF则总是着眼于特定的某个人的某种状况。

有一点要记住,在进行治疗会谈时双方都不知道接下去会走向何方以及将会发生什么事。同样的,当会谈结束来访者离开时,我们也不能保证会发生什么。来访者的世界已经延展了——但当他们从新的角度去应对自己的生活时到底会发生什么,这并不确定。我们只能等待和观察。当来访者再一次前来咨询时(假设他们愿意这么做),执业者可能会从这个问题问起:"有什么好的变化吗?"——邀请来访者去回顾他们注意到的新的和变好了的事情。

有一种有趣的说法,比起会谈心理治疗,延展世界的过程并非传统心理治疗,而是更类似于物理治疗——身体锻炼,增强四肢和肌肉。在心理治疗中,通常认为执业者和来访者之间的关系,即"治疗联盟"很重要。在传统的咨访关系里,来访者足够信任执业者,才会把过去那些痛苦经历的细节讲给执业者听。但在SFBT里,因为聚焦在美好未来、现在和过去的细节描述上,所以对这种咨访关系的要求要少一些(甚至可以没有)。提问是需要来访者(而不包括执业者)去倾听的,所以即便是换一个不同的(有相同受训背景和流派取向的)执业者,也可以继续做下去。曾经有一个案例(来自

BFTC），原本的执业者身体不适，另一个执业者就代替去做治疗了，而来访者对此并没有太多意见。我并不是说这种情况应该发生，但在来访者是共同创建对话的关键受众的观点中，这种可能性是明确会发生的。

建构描述

因为不需要给来访者布置"谈话结束时的"任务，那也就意味着执业者不必为建构收集信息。并不是要执业者倾听来访者的情境，然后执业者走开和其他人交流，然后并安排任务。这种倾听——理解并且为回应做准备——对我们来说如此自然和日常，我们甚至想不出还有其他的方式去倾听。倾听是为了说一些明智的、相关的、有用的话，这是我们的第二天性。但是我们其实什么都不需要说！这是不同的参与形式。

执业者的倾听，是为了帮助来访者拓展他们描述的过去、现在和未来相关时间或场景。这是一种在形式上和在聚焦内容上完全不同的倾听方式，它会很细致地去关注来访者实际使用的字句，而不是关注他们所表达的概括性感受。执业者会挑出部分来访者讲过的内容，拓展或者细化之后再返还给来访者。

SF 实践从最初开始就致力于倾听和参与细节。不过，近年来的发展帮助执业者更多地聚焦，专注地、仔细地倾听来访者的语言。当然，执业者也一定需要关注整体性的问题——如果来访者有安全性的问题，或者有其他什么风险，当然必须要采取相应行动。如果我们把执业者的重要角色看作是倾听和注意发展变化的描述，那么咨询在应用和理论层面就都会有新的转变。这一章将探讨这种转变会带来的实际成果。

解释或描述

> 我们必须摒弃一切解释，用描述取而代之。
>
> 维特根斯坦（1953），哲学探索，第 109 页

维特根斯坦的论点可以用来展示(在他看来)不同类型治疗会谈中的那些潜在困惑,但是其观点也可以用一种更有帮助的方式来展示我们可能要做的事情:建构描述。维特根斯坦和德·沙泽对于解释来访者的生活和我们的实践都持有谨慎的态度。

就与来访者进行咨询一事而言,我们并不是要去解释是什么让他们深陷困扰。这样的细节是属于问题世界的。以一个说自己抑郁的来访者为例,可以从许多不同层面对来访者解释抑郁原因,包括大脑的化学物质、神经系统的生理机制、过往生活经历、职场冲突、家庭关系、童年创伤、经济贫困甚至是饮食和运动锻炼。大多数流派的执业者会选择聚焦其中之一。而在 SFBT 中,我们可以越过这一步,直接帮助来访者聚焦于他们的世界中所存在的解决方法,即聚焦于对于他们未来、现在、过去更为美好的每一天的细节描述上。我们不去尝试"连点成面"地拼凑意义。

这就是奇迹问句作为有效起点的原因之一。奇迹问句带来了奇迹,一个突然而至却无法解释的事件发生在来访者熟睡的夜晚。在第二天,来访者只能通过描述奇迹发生后的迹象,才会发现奇迹已经发生了。他们错过了(或者说只能想象)奇迹发生的时刻,故而不知道奇迹是怎么发生的。这就是奇迹的本质——突然、莫名却有用的、不需要因果逻辑的事情——这会帮助来访者不必去想怎样才能达成奇迹(也就是解释),却可以直接去想象奇迹发生后的生活。

把理想的未来和"如何到达那儿"分开是 SFBT 好的实践必备的一部分。事实上,这与商业和自助书籍中常见的目标—计划—行动—成功这类传统模式有着本质区别。最新的 SFBT 中不设定目标、计划,也没有(许多)行动。取而代之的是来访者在执业者的帮助下,建构与他们美好祈愿相关的那些描述。执业者会问一些问题,以帮助来访者开始描述(也许是奇迹问句也许是评量问句),然后他们又会问一些更为细小的问题来拓展来访者的描述。构建这种描述,可以让我们更容易地避免维特根斯坦指出的混乱,无须理解来访者(艰巨的工作),而只是做一些连贯的事情。

随着会谈的进行,来访者会经历一种意识层面的转换。在谈话的最后,他们会知道接下去该做些什么。对于未来、过去和现在的微小细节会扩大他们的世界图景，拓展他们行动的可能性。这与期待"顿悟"的时刻形成了鲜明对比，顿悟是即时解决方法在头脑中灵光一闪的状态。我曾经（25岁以前）认为"顿悟"就是咨询的目标。我有时候也会看到"顿悟"发生（事实上这种情况不常发生但很受欢迎，因为来访者能够明确地体会到或觉察到）。然而，我后来意识到，我们的工作大多数时候还是循序渐进的过程，是在会谈结束时才会发现有什么事情发生了变化。这更像是"水滴石穿"的过程，像攀登高山（这通常会很艰难）时迎来峰回路转，对着扑面而来、意想不到的惊艳景色发出惊叹。

以前我们认为会谈就是执业者提问、来访者回答这种模式。然而近年来，有关会谈微观分析的一些研究显示，执业者和来访者双方对于会谈的参与程度比我们想象的还要多。

微观分析中的发展

从一开始，SFBT就是在实践检验中发展起来的。从最初史蒂夫·德·沙泽、茵素·金·伯格和他们的团队在密尔沃基的台阶上观察现场个案会谈并进行讨论，在教学中广泛使用教学磁带和转录，到如今描述建构的最新发展，可以看到，大量的发展是由务实且聚焦的反思驱动的。

在微观分析这种形式中可能还会形成一种新的逻辑结论。本书第二章曾提到《人类沟通实务》(Pragmatics of Human Communication) (Watzlawick, Bavelas & Jackson, 1967) 一书，珍妮特·巴维拉斯（Janet Bavelas）是该书的作者之一。巴维拉斯博士曾在沟通和对话领域有着卓越的成就，又在21世纪初开始重新关注沟通治疗领域，并且提出了开创性的对实际对话进行研究的方法。有人曾听到她认为"沟通理论似乎研究了一切……却偏偏没有研究实际的沟通"，因而她对SFBT的个案会谈进行了非常细致的研究，并把SFBT的会谈与其他流派进行了对比。

这是一个丰富、细节化并且引人入胜的领域。此处篇幅有限，我只能暂且提一些要点。幸运的是，巴维拉斯博士的论文（Bavelas, 2020）已经上传到了她的网站上，并且可以免费浏览。

提问与形塑

在巴维拉斯(Bavelas)和托莫里(Tomori)(2007)早期的研究中对比了SFBT会谈和人本主义咨客中心疗法会谈的两个关键方面：提问和"形塑"（陈述）。这是执业者在会谈中最基本的两种参与形式。提问显然是为了得到答案，而形塑则是要反馈（来访者说了什么）、总结、陈述执业者的理解等。两者都可以推进对话。提问和形塑中都有"皆是"或者"皆非"这样的形式——后续会详述。

SFBT会谈中，执业者的提问和形塑数量相近。咨客中心会谈中，执业者几乎只用形塑，在两次会谈中仅用过两次提问。在SFBT的实践中，更多地提出问题并不令人惊讶，但两者的差异是鲜明的。

积极和消极

在上述研究中还对治疗过程中执业者的话语有多少是积极的（与来访者期望和成功有关）、多少是消极的（与来访者的问题有关）、多少皆非进行了研究。在SFBT会谈中积极的部分大约是消极部分的6倍。而咨客中心会谈则表现出显著不同，消极的部分大约是积极部分的4倍。论文作者表示，研究不容置疑地表明了，咨客中心疗法的执业者会想要同情他们的来访者，虽然对于这样的结果作者们也没有预期。他们还指出，一系列以问题为中心和负面陈述对来访者的整体影响也是可以预测的。

之后斯莫克·乔丹(Smock Jordan)、弗雷勒(Froerer)和巴维拉斯(Bavelas)(2013)用微观分析的方法去比较了SFBT会谈和三段认知行为治疗(CBT)会谈。他们再次发现SFBT执业者使用的积极话语比消极话语多得多，而CBT对话中积极话语和消极话语的比例大致相同。作者指出，来访者更可能以与执业者同样的积极或消极的脉络去回应，而执业者的预测和建构又是基于来访者的回答的，所以这就建构了对话截然不同的"路线"。

建构方案

大约在2010年之后的那几年里，珍妮特·巴维拉斯(Janet Bavelas)和资深的SFBT执业者哈里·科曼(Harry Korman)和彼得·德容(Peter De Jong)合作,近距离地观察SFBT,几乎要将SFBT掰开揉碎成一秒一秒。她指出(Bavelas,2011)形塑可以是"开放的"或"封闭的"。尽管不是提问,但开放的形塑也会推动来访者做出回应。这种形塑通常会带有停顿以等待回应,或者出现语调变化,比如句尾语调上扬像提问。而另一面,封闭的形塑并不试图要来访者给予回应,可能就是执业者一直说下去,改变话题或者给出一些其他信号。形塑不仅仅是字词的回应。来看一个简单的例子:

来访者:我发现散步能帮我平静下来……

执业者:散步……(提高音调,停顿,听起来还想再多聊几句,开放形塑)

或者

执业者:去散步。(降调,无停顿,听起来想要换下一个话题,封闭形塑)

保留来访者原话

形塑的另一个要点则是执业者对来访者原话的保留程度。科曼(Korman)、巴维拉斯(Bavelas)和德容(DeJong)(2013)对SFBT、CBT和动机访谈(MI)的会谈进行了研究。他们探索了对话中执业者对来访者语言的保留程度,有精确度(逐字)、指代性(用"那""它"之类的指示代词去指代),以及变形(通常是同义词或释义词)。他们还注意到有的执业者会添加自己的话语。

结果显示,两个SFBT节选(来自Berg & Korman)对来访者的原词保留程度是最大的,在总的保留比例(93%和86%)以及精确保留的比例(38%和57%)上都是。相应地,这两组会谈中执业者添加新词的比例很低,茵素(Berg)有7%,科曼(Korman)有14%。而在CBT和MI会谈中,执业者增加的语言有37%、5%和43%。这些发现证实了SFBT有一种明确但有些含蓄的偏好,那就是尽可能保留和使用来访者的语言。

用提问来干预

如今,"共创"和"共同建构"这两个词在很多地方都会被提到,比如在医疗情境中来访者参与他们的治疗过程中会提到,在令人惊叹却又费解的社会建构的新奇观念中也会提到。SFBT对于在对话和交互中共创的观点是非常明确的,至少就近几年而言这是很明显的。一方面,我们正在认真而具体地研究语言和对话(这一定会得到 MRI 创始人的肯定);另一方面,这也会带来某些让执业者的角色和职责不太舒服的事实。

麦基(McGee)、德尔文托(Del Vento)和巴维拉斯(Bavelas)(2005)研究了把提问交互模型作为治疗干预手段的观点。比起用提问来收集信息(这与基于任务的治疗模型相一致),作者们提出,SFBT 流派的执业者发问是要引出新的可能性、共同建构新的意义。他们认为在这种观点下,执业者和来访者就不仅仅是在互相传递有关来访者的那些信息。这是 SFBT 发展进程中的关键之处,尽管这已经不是什么新观点了,巴维拉斯(Bavelas)和他的合作者们依然展示了问答过程是怎么发生的。他们认为提问能够引导方向的关键因素是:

- 定向——问题限制并引导回答朝着某个与来访者经验有关的特定方向而去。
- 当场回顾——为了回答问题,回答者必须要在当场大量地回顾过往经验,从中寻找(或者是基于经验的想象)被要求的细节。
- 嵌入前提假设——问题中可以嵌入那些回答者通常会不加评论便接受的假设,这些假设具有可塑性,如果问题无效可以由执业者做调整。
- 接纳——在回答问题时,回答者会无意识地把假设当作共同理解的基础,并且"认可"他们的答案,此时主动权就又会回到提问者手中。

一个简短的例子可以帮助说明这个相当抽象的点。下面这位来访者正在谈论奇迹发生后,她将会去参加面试(而不是坐在家里)。

来访者:我离开家去送安东(Anton)上学的时候,一定会打扮得更得体。

执业者:在奇迹发生后的那个早晨,你看起来更得体会是怎样的呢?

来访者:我的头发没有到处翘……我不会再穿那些看起来就像是刚从地上衣服堆里掏出来的衣服。

来访者对"更得体"进行了描述。这是这段对话的方向。执业者从来访者的话中挑选了几个词,询问她更得体看起来是怎样的。这里有两个前提假设：

1. 她知道怎样才能让自己看起来更得体；
2. 奇迹已经发生了！

请注意，第二个假设已经毫无疑问地被接受了，它是前面的奇迹问句的一部分，也是现在对话的一部分。要回答第一部分，来访者需要回顾她的经历来寻找答案。她这样做时连眼皮都不用眨一下（这是常有的事）。她接纳了她知道并且现在能够得出答案这个假设。由此，执业者可以继续建构这些描述。

请注意，如果没有对于"更得体"的自我意识做前提假设，事情会变得多么得不一样：

来访者：当我离开家去送安东上学的时候，我一定会打扮得更得体。

执业者：在奇迹发生后得那个早晨，你打扮得更得体。你知道那时候的自己是什么样的吗？

来访者：唔……不知道。

执业者没有假设来访者知道答案，而是直接问她知不知道。这是一个是/否类型的问题，而不是一个开放式的"怎如何"类型的问题，而且它提供了一个"不"的答案选项。执业者给出了这样的选项，来访者就会把这个选项返还给执业者。我们会看到，一个如此微小而细节的提问改变，便会导致整个干预的不同走向。我们在本书后续会一起来审视一些细节对话，其中会反复出现这样的选项。

实践中意义的共创

近年来的研究发现，解决方案建构的实践远比提问—回答这样的简单过程要复杂得多。这是德容（DeJong）、巴维拉斯（Bavelas）和科曼（Korman）(2013)的另一个重要贡献。他们在研究中更详细、更明确地展示了来访者提供的细节是如何"根植于"对话并且被双方所接受的。基于心理语言学家赫伯特·H·克拉克（Herbert H. Clark）(1996)的成果和自己的案例，巴维拉斯（Bavelas）团队形成了有关这种接受如何发生，又如何在对话的推进过程中形成新意义的观点。在后续作品中（Bavelas、Gerwing & Healing，

2017；De Jong，Smock Jordan、Healing & Gerwing，2020），他们提出被称为"校准"的3个步骤，并围绕它给出了一个复杂的框架结构。

在最简化的形式中，理解基础或者说校准的顺序包括三步，这其中涉及两种人——在特定时刻提供信息的人和接收的人：

1. 说话人提供一些信息。
2. 接收人表明他或她理解了。
3. 说话人确认接收人理解了。

请注意，大多数时候说话人是来访者，当然有时候也会反过来。举个简单的例子，当顾客向酒店前台工作人员索要电话号码时：

前台：电话号码是5528262。

顾客：5528262。

前台：是的，正确。

顾客和前台确认了电话号码是5528262这个事实。当然，人们可以通过其他方式简化这个过程。前台可能不会说："是的，正确。"而是会回一句："嗯嗯。"或者点点头。顾客可能会边记边说："8262。"而不会去念整一串数字。可以通过各种形式把第二步和第三部纳入后续的提问和形塑当中去，比如"（点头）……今晚线路开通吗？"如果完全不做第三步会让人觉得不正常、不舒适——事情好像总还有什么没有完结。

共建理解基础的每个部分都很复杂，但它的主要结论却是简单明了的。建构意义要做到两点。执业者和来访者要共同参与到对话和意义的建构中去。这可能会让一些为自己的"中立态度"和"聚焦来访者"而自豪的执业者感到震惊。微观分析显示，不存在中性词，不可能在会谈中不去交流和影响对方——这是半个多世纪前格雷戈里·贝特森（Gregory Bateson）提出的观点，这在对话交互过程的小细节上都会体现出来。

当然在现实中，真实的会话远比这个简单的例子要复杂得多。真实对话中，建构理解基础时会重叠嵌套，人们完整的陈述比较少，多是很细碎的回应。巴维拉斯（Bavelas）、德容（DeJong）、乔丹（Smock Jordan）和科曼（Korman）（2014）提到了一个例子，那是史蒂夫·德·沙泽和一位来访者的首次会谈（表7-1）。史蒂夫问道："是什么让你来这里的？"

第七章 执业者的角色 123

表 7-1 微观分析节展示理解基础和词汇选择

转 录	建构理解基础顺序	重叠的顺序
#1 来访者:"唉,现在我正在面对酗酒的问题。"	1a:呈现新信息	
#2 德·沙泽:"嗯哼。"	1b:用极微小的回应表达理解	
#3 来访者:"嗯。"(语调轻柔)	1c:用微小的回应确认了对方的理解 1:建构了理解基础即来访和想要解决酗酒问题	
#4 (德·沙泽低下头写字时停顿了一下,说"好的,那么,呃,"然后再次停顿。)		[在#4中德·沙泽的第二次停顿中,来访者开始说话(#5),但是立刻又被德·沙泽打断(#6)/在#6中他俩又同时开口说话了。]
#5 来访者:"有时候我喝得——"		
#6 德·沙泽:"你说'现在'。"(加了重音)	1b':第二次表达理解对方在#1中说的,这次更加直接。	
#7 来访者:"嗯,我正在对它——"	1c':来访者确认了德·沙泽的理解(通过#6),它基于"现在"这个词开始给出更多信息。 1':建构理解基础即来访者"想在"想要解决这个问题	2a:呈现新信息
#8 德·沙泽(再次重复):"嗯哼。"		2b:表达听懂了
#9 来访者(继续):不过现在我觉得是我人生中真正要投入的时候了,得为它做点什么。	3a:呈现新信息	2c:用继续说下去未确认德·沙泽理解得很到位 2:建构理解基础即他"正在面对"(酗酒问题)

即便考虑到德·沙泽是个在工作中非常严谨的人,他与来访者的这段对话也只花了 17 秒。这让一些始终伴随着我们但却没有被注意到的要点变得清晰了:

- 除了简单的问答交互以外,还有其他形式的交互。
- 建立信息的共同理解基础能够连接来访者与执业者。
- 执业者对于来访者使用的具体词汇非常注意。
- 很多共同理解基础的建立是靠"嗯哼"这样细微的回答以及复述原词来进行的。
- 建构意义的过程是一个连续的过程,涉及对话中的方方面面。

这些建立理解基础和连接合作的过程并不是 SFBT 所特有的;事实上,如果我们认真对待这个观点,这是几乎任何对话的一部分。然而,如果我们把 SF 取向的工作视为描述建构,那么对来访者的语言建构理解基础以及鼓励来访者去拓展就是至关重要的了。

需要明确的是,这种共同创造不是简单地用语言去"反馈"接收人听到说话人说了什么。还有很多行动也在同时发生——点头、微笑、鼓励的回应("嗯哼")、带着兴趣身体前倾、写下来等,不过巴维拉斯及其合作者提出这种交互不是执业者和来访者轮流进行的过程,而是一个双方同时在参与的连续过程。这意味着我们将会更为关注执业者的小贡献,那些通常是执业者为了建构意义而做的事。

当然,双方也可以针对执业者的话去建构理解基础,这同样是需要双方共同参与的过程。如果发生在 SFBT 中,这就是优势,是有用的品质,是来访者值得被赞美的部分。在其他流派的治疗中,执业者可能会介绍他们流派的一些专业词汇让来访者去理解。在接下去的章节中,我将会展示并说明原词反馈在何时以怎样的形式发生。

选择关键词

巴维拉斯和她的同事在对 SFBT 对话进行分析时发现了 3 个特征。除了(积极和假设性的)问题和形塑以外,执业者还要致力于"词汇选择"——选择(如果有必要的话)保留哪些来访者用的词,并加上哪些自己的用词。在日常对话中,这是一个无意识的过程,我们通常不需要思考就能完成——和一位朋友约着喝咖啡或者边吃饭边聊天。然而,治疗对话不是日常对话,它们有帮助来访者以新的视角去谈论他们的处境这一目的,是需要特定技巧的活动。

再看一遍史蒂夫·德·沙泽之前的咨询节选。来访者对于沙泽最初的问题是这么回答的:

来访者:唉,现在我正在面对酗酒的问题。

很多人会注意到这句话中"酗酒问题"这几个词,也许会接着问"你有酗酒问题多久了?"这样的问题,或者简单地回应"酗酒问题?"德·沙泽却另辟蹊径,注意到了来访者回应中的另一个要素。

德·沙泽:"你说'现在'。"(加了重音)

德·沙泽这么说的时候,来访者正尝试想要通过叙述"有时候我喝——"来对酗酒问题进行拓展,而德·沙泽跳过了这部分。但请注意,德·沙泽不是拒绝或者否认来访者对于酗酒问题的叙述。事实上,他正在建构有关酗酒这件事的共同理解基础。他选择的是从另一个点来推进这个话题——"现在"。这些词就在那儿,在对话的表面一眼可见。德·沙泽本可以忽略它们,但他没有。这是一种技能,是一种需要去学习的技能。

使用来访者的原词

你可能已经注意到了倾听并且运用来访者的原词有多重要了。这需要密切关注来访者的话。而我们之所以能够去这样密切关注,是因为我们不需要在对话中去"理解"或者解释来访者。我们要做的是听对话的原词,挑选关键词,帮助来访者去拓展。其重要性有两方面的原因——实践方面和伦理方面。

费迪南德·沃尔夫(Ferdinand Wolf)在他的《与史蒂夫·德·沙泽和茵素·金·伯格的相遇》(*Encounters with Shazer and Insoo Kim Berg*)

(Wolf,2015)一书中对使用来访者原词的实践意义进行了阐述。沃尔夫说史蒂夫·德·沙泽问来访者他们的治疗会带来什么帮助，来访者说："我会 prwldbdl。"德·沙泽继续问道，"如果你 prwldbdl 一段时间之后，对你来说有什么变得不一样了？"来访者做出了回答，对话继续，一系列的可能性都被讨论到了。最后德·沙泽走进单向镜后的商讨房间，问道："谁能告诉我'prwldbdll'到底是什么？"沃尔夫发现德·沙泽乐于使用他不知晓意思的词，只因为用这个词能够推进对话。来访者对这个对话过程感到满意，看起来他似乎明白这意味着什么，那就够了。

从伦理层面而言，保留来访者原词为什么如此重要——至少对我而言——答案来自德国哲学家于尔根·哈贝马斯(Jurgen Habermas)的著述。在出版于1971年的《知识与人类兴趣》(Knowledge and Human Interests)(Habermas,1971)一书中，哈贝马斯写道"全盘扭曲的交流"就是一种暴力。当我们改变了来访者的用词，我们就是在对他们施加暴力。在我看来，在SFBT中珍视来访者的语言是有其伦理立场的。如果我们直接提出一个"更好的"词去代替来访者的用词，这是在剥夺来访者表达自己的控制权。对我来说，这仿佛是绑架了他们，把他们留在未知的地方，还一直坚持说这都是为他们好。

当然，史蒂夫·德·沙泽也很清楚这一点。在《全然接纳》(Radical Acceptance)(de Shazer,1997)一文中他写道：

> 事实证明，来访者比我们预想的更加理智，一旦我们接纳了他们，他们会愿意去调整他们的观点。然而，如果治疗师指出来访者对于奇迹的描述是不现实的，或者说他们的评估是"错误的"，这种调整就不大可能发生。来访者的回答需要不折不扣地被接受——这就是使用这种方法时的关键所在。

(de Shazer,1997,第378页)

德·沙泽在文中写道，这听起来好像很简单，但多人都发现其实一点儿也不简单！要做到这一点，一方面需要"清空自己的大脑"(以避免在来访者叙述时想要用自己的经验去解释），并且同时需要"待在来访者的大脑里"（以避免对来访者叙述"背后"的原因进行假设），这很难做到，需要进行大量的实践练习。

把描述建构看作是关键过程，加上前面讨论的微观分析得到的结果，这些更全面地揭示了接纳不是结束而是开始。来访者说了第一句话，然后就有可能继续说下去。

执业者的角色……

在回顾了有关执业者在 SFBT 中到底在做什么或不做什么的各种观点之后，我们可以做一个总结。执业者要做的，就是通过治疗对话中的细节性互动去建构共同的理解基础，然后延展来访者的世界：

- 承认来访者的困扰处境（但不添加内容）。
- 对来访者是如何注意到进步保持关注。
- 帮助来访者觉察他们的最佳期待，这是工作的"主题"。
- 帮助来访者根据他们觉察到的最佳期待（best hope）去建构与当前每一天的生活不同的场景描述，这些描述可以是关于未来的、现在的或者过去的，可以从自己的视角，也可以从旁观者的视角去描述。
- 用奇迹问句、评量问句等"大"问句帮助来访者开始进行描述。（第一级）
- 用类似"那会带来怎样的变化？""［某人 X］首先会注意到的微小迹象会是什么？"这类的"小"问句，帮助来访者增加具体的、可观察的、微小的细节描述。（第二级）
- 参与到与来访者的对话中去，在来访者说话时恰当地点头、微笑、记录、身体前倾、说"嗯哼"之类的语气词等，同时继续提问和复述，去进一步推进对话和探索细节。（第三级）
- 提出问题、形塑并使用来访者的原词，帮助来访者聚焦到与他们的期望和有用的经验相关的词语上去，从而忽略那些可能与问题或者困扰联结更紧密的词汇。

这是一长串清单。但幸运的是，我们将在接下去的章节中展示这些要点如何在实际工作中运用，届时会呈现实际的治疗对话案例并且辅以点评，来帮助我们更好地理解上述要点。

为了更加清晰地说明 SFBT 执业者的角色，这里列举了一些 SF 执业者不大会做的事：

- "诊断"来访者的问题——即使他们同意你的诊断。
- 明确地告诉来访者接下去他该怎么办。
- 尝试去解释来访者的糟糕处境。
- 运用来自自身经历的大词大义而非来访者的原词。
- 利用一些先前的模型去解释来访者的处境，而不是仅仅停留在来访者对他们自己的描述上。

这一章主要关于执业者到底要做什么。这当然是建立在倾听、问题框架、描述建构和总结等方面的专业技能之上的。

要点

- 执业者的角色经过多年的发展，从任务建构者（task-builder）几经转变成为描述建构者（description-builder）和世界延展者（world-stretcher）。
- 需要非常仔细地倾听来访者的确切用词。
- 对于来访者、来访者的经历以及来访者的期望，保持"未知"立场或者初学者的心态是关键。
- 建构描述对于避免维特根斯坦所说的混乱是一种实用的好方法，也可以避免解释带来的潜在混乱。
- 近来对于 SFBT 会谈的微观分析研究表明，在提问和形塑（陈述）中保留来访者叙述中的积极部分非常重要。
- 治疗过程中的共同建构是执业者和来访者之间连续的合作过程，这不仅是单纯的提问—回答过程，还包括姿势和鼓励等。

- 不论是在实践层面还是在伦理层面,明确关注或者说"全然接纳"来访者的原词都是有必要的。

参考文献

Bavelas, J. B. (2011). Connecting the lab to the therapy room: Microanalysis, co-construction, and solution-focused therapy. In C. Franklin, T. Trepper, W. J. Gingerich, & E. McCollum (Eds.), *Solution-Focused Brief Therapy: From Practice to Evidence-Informed Practice* (pp. 144 – 162). Oxford: Oxford University Press.

Bavelas, J. B. (2020). *Webpage of Janet Beavin Bavelas*. Retrieved from http://web.uvic.ca/psyc/bavelas/

Bavelas, J. B., De Jong, P., Smock Jordan, S., & Korman, H. (2014). The theoretical and research basis of co-constructing meaning in dialogue. *Journal of Solution-Focused Brief Therapy*, 2 (2), 1 – 24.

Bavelas, J. B., Gerwing, J., & Healing, S. (2017). Doing mutual understanding: Calibrating with micro-sequences in face-to-face dialogue. *Journal of Pragmatics*, 121, 91 – 112. Retrieved from http://web.uvic.ca/psyc/bavelas/2017%20Calibration.pdf

Bavelas, J. B., & Tomori, C. (2007). Using microanalysis of communication to compare solution-focused and client-centered therapies. *Journal of Family Psychotherapy*, 18(3), 25 – 43. doi: 10.1300/J085vI8n03-03

Clark. H. H. (1996). *Using Language*. Cambridge: Cambridge University Press.

De Jong, P., Bavelas, J. B., & Korman, H. (2013). An introduction to using microanalysis to observe co-construction in psychotherapy. *Journal of Systemic Therapies*, 32, 18 – 31.

De Jong, P., Smock Jordan, S., Healing, S., & Gerwing, J. (2020). Building miracles in dialogue: Observing co-construction through micro-analysis of calibration sequences. *Journal of Systemic Therapies*, 39(2), 85 – 109.

de Shazer, S. (1997). Radical acceptance: A commentary. *Families, Systems & Health*, 15(4), 375 – 378.

Habermas, J. (1971). *Knowledge and Human Interests* (Trans. Jeremy J.

Shapiro). Boston: Beacon Press.

Harré, R. (2002). *Cognitive Science: A Philosophical Introduction*. London: Sage Publications.

Korman, H., Bavelas, J. B., & De Jong, P. (2013). Microanalysis of formulations in solution focused brief therapy, cognitive behavioural therapy and motivational interviewing. *Journal of Systemic Therapies*, *32*(3), 31–45.

McGee, D. R., Del Vento, A., & Bavelas, J. B. (2005). An interactional model of questions as therapeutic interventions. *Journal of Marital and Family Therapy*, *31*, 371–384.

Smock Jordan, S., Froerer, A., & Bavelas, J. B. (2013). Microanalysis of positive and negative content in solution-focused brief therapy and cognitive behavioral therapy expert sessions. *Journal of Systemic Therapies*, *32*, 47–60.

Watzlawick, P., Bavelas, J. B., & Jackson, D. (1967). *Pragmatics of Human Communication: A Study of Interactional Patterns, Pathologies and Paradoxes*. New York, NY: W. W. Norton.

Wittgenstein, L. (1953). *Philosophical Investigations* (Trans. G. E. M. Anscombe). New York, NY: Macmilllan.

Wolf, F. (2015). Three episodes with Steve de Shazer: Personal and professional. In M. Vogt, F. Wolf, P. Sundman, & H. N. Dreesen (Eds.), *Encounters with Steve de Shazer and Insoo Kim Berg: Inside Stories of Solution-Focused Brief Therapy* (pp. 183–186). London: Solutions Books.

第三部分

下一代焦点解决实践

第八章

焦点解决艺术画廊介绍

焦点解决(SF)实践一直以来是一种相当灵活的职业。在焦点解决教学中以及帮助人们理解 SF 的一个挑战是,以秒为单位的聚焦(建构治疗对话)跟会话的架构(可能贯穿一个小时的工作)似乎不太合拍。

关注描述的发展让我们引入了一个有用的高级隐喻。随着对话的进展,执业者将会帮助来访者建构一系列关于他们生活的描述,描述未来生活(在奇迹发生后,与他们的期待有关的事情会变得更好)或者描述能支持更好的未来的一段过去和现在的人生经历。用这样的方式,来访者在离开时已经在几段不同的时空中有体验。可以用像是参观艺术画廊的方式来看待这一过程——看到墙上不同的画作,这些画作被本次展览的主题联系在一起。

从问句到"房间"与"工具"

各种问句是焦点解决短期治疗(SFBT)的核心。事实上,短期家庭治疗中心(BFTC)出品的史蒂夫·德·沙泽和茵素·金·伯格的工作原始视频配上了字幕,以帮助观看者能跟上会谈节奏。屏幕上会有标题提示,比如"奇迹问句""评量问句"等。视频中的关注点在问句上。直到现在仍有一些图书汇集了大量的"焦点解决问句"(比如,Bannink,2010),仿佛单凭一个问句就能实现"焦点解决"。(任何一个问句都可以用无数的方式来提问,但只有其中一些可能是焦点解决式的。)

当然,这样的问句是焦点解决实践重要的元素。然而,这些问句的重点不单是问出去——重点是开启或建构会谈中的一部分。一个奇迹问句和一个单独的回答也许把对话推进了一步,但真正的重点是下一步会发生什么——在会谈的描述中对回答的拓展。因而,与其把问句作为离散的元素单独关注,更有意义的做法是关注会谈中大量对话的组块。

所以,一个"更好的未来"对话由一个开始问句(也许是一个奇迹问句)加上所有的后续问句组成,这些问句是有关奇迹发生后最早的细微迹象,比如谁会注意到,他们会注意到什么,接下来发生什么,那会带来什么不同,对谁带来不同等。此外还有所有的那些微小的回应,比如"嗯嗯",点头,执业者用以表达对于对话的理解和鼓励来访者的手势等。这些一直以来都是SF实践的一部分;我们的关注点现在更多地放在这些大问题之间的"小"问句和回应上,这些问句往往标志着对话中一个全新部分的开始。

艺术画廊

克里斯·艾弗森(Chris Iverson)和其他人为治疗对话引入了"艺术画廊"的隐喻。然而克里斯有点羞于承认他自己这个引入者的角色,艾略·特康妮(Elliott Connie)(2015)继续沿用了这个隐喻,我(McKergow,2016)也曾提到过它,亚当·弗洛尔(Adam Frorer)(2017),以及弗洛尔(Frorer)、冯·西弗拉-伯格斯(Von Sziffra-Bergs)、金(Kim)和康妮(Connie)(2018)对此都有提及。这一概念后来被彼得·罗里格(Peter Rohrig)和玛蒂娜·谢尼彻(Martina Scheinecher)(2019)采用。艺术画廊是一系列的房间,里面有不同的事情可以观看和检视(图8-1)。这些房间可能包括:

- 售票处——从来访者那里挖掘出最佳期待,一张进行工作的"门票"。
- 未来画廊——一组图画或描述,有关来访者及其身边人最佳期待实现后的更好的未来。
- 实例画廊——与想要的未来相关的有关过去或现在的一组实例图片或画面(可能用1~10的量尺来构建)。
- 礼品店——最后一个房间,可能会有一系列的图片或N+1的图像、更小的插画或者一路上有进步的微小迹象。可以选择在这里停下!

一间焦点解决艺术画廊

"未来画廊" 从奇迹发生后那一天开始描述	"实例画廊" 描述与最佳期待以及未来画廊有关联的过去和现在
"售票处" 最佳期待/共同计划	"礼品店" 欣赏式的总结和要带走的"N+1"画面

图8-1 一间焦点解决艺术画廊

它们并非仅有的房间选项。亚当·弗洛尔(Adam Frorer)谈到了资源房间(Frorer,2017),在其中收集了来访者人生中展现他们资源的不同元素。这个隐喻的要点在于,一旦进入画廊(拿着门票或计划),可以按照任何顺序来参观这些房间,在每个房间里花费的时间也可以长短不一。虽然从入口到出口有清晰的行进方向导引,在会谈中来访者和执业者可以在某个房间里花费更多时间,也可以回头重新参观,或者也可能讨论他们之前没有留意到的其他事情等。这并非是一个线路图,而是一场个人旅行必到之处的旅行指南。

这些"房间"帮助执业者记录他们身在何处并跟上对话的进展。通常比较好的做法是在每个房间里都待上一段时间,而不要心慌意乱从一个房间急匆匆奔到下一个房间。如果,在一段未来对话中,一个有趣的相关"实例"出现了,执业者可以把它记下来,等之后再去审视它,而不是立即转移注意力,现在就去看它,这样会失去首选的未来对话的线索。执业者可以和来访者一起在不同的房间里走动,需要的话还可以折返回来。这里的关键区分是,充分利用每一个房间或阶段(审视展览中每件作品的细节),而不要在房间之间跳来跳去(我观察到许多SFBT初学者似乎想一次性把所有的想法都用上)。

杰克逊和麦克高(2002/2007)在写作《焦点解决工具》时已经预见到了这一发展。这也是为了找到一个比问句—回答更大的对话单元,以帮助学员和教练记录进度。杰克逊和麦克高给这些工具取了简练的名字，比如完美未来（Future Perfect）和筹码（Counters）（包括实例和相关资源）。

杰克逊和麦克高创造的用词有时无法很好地翻译成其他语言，但在过去 20 年里也被证明了其经久流传，它们帮助执业者善加利用正在进行（坚持）的对话，而不是在来访者秀出诱人的珍稀物品时便奔向另一个对话。工具的概念还有另一个好处——没有强制要求以所谓的"正确顺序"来使用工具，这为执业者提供了在一个便携框架中使用的灵活性。

执业者在每次进入下一个房间前，先做一个欣赏式小结，这种做法也很有用。这为构建理解基础的新关键词提供了机会，也为新的描述以及直接和间接的赞美夯实了基础。下面让我们来一场 4 个主要房间的旅行。

要点

- 关注点从焦点解决短期治疗的"固定套路问句"（奇迹问句，评量问句等）转向对话跟随问句展开的方式。
- 对话的各部分可以比拟为艺术画廊中的不同房间，在这些房间中，可以按照任何顺序找到来访者的描述并加以欣赏。
- SF 艺术画廊中的主要房间包括（但不限于）：
  - 售票处——从来访者那里挖掘出一些最佳期待，一张能够进行工作的"门票"。
  - 未来画廊——有关来访者及其身边人最佳期待实现后的更好的未来的一组图画或描述。
  - 实例画廊——与想要的未来相关的有关过去或现在的一组实例图片或画面（可能用 1～10 的量尺来构建）。
  - 礼品店——最后一个房间，可能会有一系列的图片或 N＋1 的图像，更小的插画或者一路上有进步的微小迹象。
- 在每个房间里，更小的用于建立描述的问句可以用来构建个体的描述。
- 在结束一个房间的参观之后，进入下一个房间之前，做一段欣赏式小结是一种有用的方式。

参考文献

Bannink, F. (2010). *1001 Solution-Focused Questions*. New York, NY: W. W. Norton.

Connie, E. (2015). *3 Things to Make Using SFBT Easier*. Retrieved from www.elliottconnie.com/3-things-to-make-using-sfbt-easier/

Froerer, A. (2017, March 31). *The Power of Solution Focused Language*. Presentation at the Solution Focused Safari Conference, Johannesburg, South Africa.

Froerer, A., von Sziffra Bergs, J., Kim, J. S., & Connie, E. (Eds.). (2018). *Solution-Focused Brief Therapy with Clients Managing Trauma*. Oxford: Oxford University Press.

Jackson, P. Z., & McKergow, M. (2002/2007). *The Solutions Focus: The SIMPLE Way to Positive Change* (1st ed.). London: Nicholas Brealey Publishing.

McKergow, M. (2016). SFBT 2.0: The next generation of Solution Focused Brief Therapy has already arrived. *Journal of Solution Focused Brief Therapy*, 2(2), 1-17.

Röhrig, P., & Scheinecker, M. (2019). *Lösungsfokussiertes Konflikt-Management in Organisationen*. Bonn, Germany: managerSeminare Verlags.

第九章

售票处：允许开始/进入

以艺术画廊的观点来看焦点解决短期治疗（SFBT），我们在售票处与来访者见面。我们尝试获得一张"门票"——看看我们是否能找到一个计划，即来访者希望改变他们生活中的某些方面。这是构建延展世界中的对话的第一步，也是焦点解决工作的定义部分；来访者在其中起决定性作用，由他们决定这个计划是关于什么。当然这里也有其他的限制因素，对此我们可以开诚布公。然而，来访者将最终决定工作内容，并选择他们希望如何参与其中。

这与由执业者来决定什么出错了，以及应该做什么的专家诊断方式相去甚远。当然，来访者来见我们时，也许其他专家的谆谆教导还在耳边回响，这会导致他们可能期望得到一些医疗咨询。顺利开场是 SFBT 最重要的部分：一旦我们有了计划以及来访者的加入，工作的其他元素便水到渠成了。

坦白一下，大概 20 年前我和保罗·杰克逊（Paul Z Jackson）合著了《焦点解决》(*The Solution Focus*)（Jackson & McKergow, 2002）时，我认为这部分工作相对简单，因此没有给予明确的足够重视。但是我错了。在接下来的数年中，我认识到这是 SF 实践的最大难点。如果能够协商出一个计划，其他的事情便会顺势就绪。如果计划的定义比较含糊，或是过于简化，后续工作便会陷于混乱。在开始就打好坚实的基础，这大概是与来访者朝着解决方案建构最重要的一步了。同时，计划有时会一路演变下去。

定义一个共同计划

当我们与来访者会面时，我们通常并不知道他们想要什么。我们大概了解他们为什么被转介来,或是对其问题状况略知一二。我们也许从他们的同事那里听说了一些故事,有关他们是怎样的以及别人发现他们又是如何难以相处。首要的事是把这些全都搁置一边。我们渴望遇见来访者这个人,而不是问题或诊断。以开放的初学者心态开始工作,至少对来访者怀有开放的初心,这才是关键。

我们也许需要从来访者那里收集一些基本信息,他们的姓名、地址、年龄、环境、转介人,或许还有一些医疗信息。有些人喜欢在别的房间做信息收集,甚至安排其他人来处理这些细节,是想要强调这不是治疗对话的一部分,对话是关于来访者更好的生活。

拿到门票

我们希望与来访者合作,以明确他们在自己的生活中想要的更好的东西,一些对他们(也许对其他人也同样)有用的不同东西,这对他们开启朝向今天的工作来说已经足够重要了。你可能会回想起,在 SFBT 的某些版本中,曾经做过一些实验,来测试在一开始来访者是属于哪种类型:消费者、抱怨者还是参观者。消费者大致上满足了早期的标准,抱怨者看到了问题,却没有看到自己在解决问题中发挥的作用,而参观者既看不到问题也不认为有改变的需要(de Shazer,1988)。

如今我们更倾向于假定每个人都是为了什么而来的消费者。他们可能不会一下子清楚地知道自己在寻找什么,所以从执业者的角色出发,我们就是和他们坐下来,鼓励他们去思考。有时候这种做法开门见山,而有时候则要花些功夫并辅以相当多的技巧。

"门票"将会告知我们工作的主题,即"共同计划"(Korman,2004)。它就像是 SF 艺术画廊展览的标题,是把所有不同描述结合在一起的主题。它在来访者连点成线、得出结论,以及从对话中获得启发的道路上发挥着关键作用。在会谈结束时,来访者会用自己的话语去定义它(而不是用专业的治疗或医疗的语言)。我们不想向来访者说教,谈论作为专业人士的我们如何看待他们的处境,我们想要拓展他们自己的语言和思考,以打开新的可能性。我们希望来访者尽可能地信任自己的语言和判断,而不是从一开始我们做关于他们的决定并且替他们做决定，然后又不得不推开他们，让他们回到自己的人生图景之中。

不是目标

在前面章节中，我们已经了解到 SFBT 的目标在这些年里是如何变化的。起初，从一开始，以聚焦目标的治疗理念就已经跟传统治疗的目标拉开了一大步的距离，传统治疗目标更加重视构建洞察而非"仅仅"推动新的行为。短期治疗的传统认为，当下的改变可以推动情况继续，不需要挖掘过去。SFBT 的目标通常都是小小的、可行动的、具体的，而非宏大的、抽象的、内在的（感觉、情绪等），并且目标在治疗的最初阶段就会出现。

目标的意图是什么？从我所在的组织领域里，目标是用来驱动行为并决定成功的。我们一致同意在年底前要卖出 1 000 个小物件或者要在 10 年内将人类送上月球，然后我们就着手去干。在这里有一个清晰的成功标准，我们会知道我们是否达成了目标。时间元素是至关重要的——没有截止日期，一切都只是梦想（一位美国顶级的咨询顾问曾这样告诉我）。

对我而言，SF 的目标从来不是那样发生作用的。目标对来访者来说不是终点，而是表明治疗正朝着正确方向前进，并且会有一个终点的标志。目标是设定方向的一部分，会把事情变得更小、更为接近（我们有许多方法可以做到）。它们鲜少被用来决定成功——到时候自会由来访者来裁定。目标更像是朝向更好道路上的里程碑。

另一个更为明确的问题是，共同计划是否是一个目标。它不是。来访者的生活里可以有目标，这些目标构成了工作的大背景。稍后我们会看到一篇对话的逐字稿，来访者即将面对学校里一场逃不掉的重要考试，而且来访者希望能够取得成功。工作的内容不是关于是否通过考试（目标），而是关于使来访者有能力在学校更有效地学习（以及从自残转为达成协议）。目标成为工作的部分背景而不是关键因素。

你的最佳期待是什么？

在办理了一些手续之后，会谈开始了。一开始，我们可以向来访者提出

各种各样的问题,所有这些问题都带着某种形式的期待或前提假设。我们可以排除掉这样一些开头:

- "问题是什么?"——显然问话是关于(很可能某个其他人)来访者出了什么问题或差错,而这完全不是我们感兴趣的事。
- "我能怎么帮助你呢?"——明显认为执业者负责提供帮助,然而我们更倾向于明示或暗示来访者要做大部分的工作。
- "你为何而来?"——同样构建的是探讨问题。

我们想要一个开场,它能够立即把来访者指向未来而非过去,并且指向的是一个更好的未来。能够很好地(至少在英语中)表达出这点的一个问句是:

- "对于我们一起工作,你的最佳期待是什么?"

来看看这其中的假设。我们会一起工作,这奠定了一个合作关系的基础。你的期待是什么?牛津字典对期待(hope)作为名词的定义是:

> 一种期望的感觉,渴望一件特定的事情发生。

所以,期待的东西应该既是渴求,在某种程度上又是可能的。这是相当微妙的。一个典型的例子是,一位来访者在事故中失去了手臂,他很可能"希望"自己的手臂能恢复如初——但他不能真的"期待"这种事情会发生(除非医学和半机械人科学界出现重大发展)。

期待是一个很好的开场。"最佳期待"会请来访者尽可能多地思考,在量尺最高分的那一头,想象他们想得到的。SF工作的一个关键元素是,把宏大思维和微小细节以及迹象结合起来,以鼓励来访者尽可能地放大思维。我承认,把"最佳期待(best hope)"翻译成其他语言,比如德语、西班牙语和芬兰语时,并不简单——需要多加尝试。

对"最佳期待"一开始可能的回答

有时,来访者会有条理地陈述他们期待什么。这时,我们可以接纳这个回答,并且用提问来拓展,问题可以是"那会给你带来什么不同?"之类。但有时情形不会按照这样的预期发生。

"……"(沉思或陷入了迷茫的沉默)

不要惊慌,此刻什么也不要说!这个问题不太常见,所以需要好好想一想。等待。保持关注。不打断。让来访者为自己工作。有些执业者似乎对沉默感到焦虑,认为他们问"错"了问题。不,你的来访者只是在思考。请等待。

"我不知道……"

有时在一段安静的沉思后,你会得到类似的回应。当然,他们……只是暂时……还不知道。需要多想一想。让他们想。缓慢地点头。说点"是的,这是个很难的问题……"之类的话。不要换话题,至少等一会儿。

"我的问题是……"

有时人们无论如何都想要告诉你他的问题和困难。也许他们期望被问到这些。也许他们在来见你的路上就在做排练了。不管怎样,这种情况时有发生。我要再说一遍,请不要惊慌。如果 SF 的谈话中有一个谈论问题时间的话,那就是此刻了。请认真倾听,接纳他们所说的,寻找机会回到他们的最佳期待。这是使用承认—进展圈的好时机。

承认—进展圈

在教学或反思自己的实践时,我喜欢用一个简单的模型,那就是承认—进展圈。想象地上画有两个圆圈——承认圈和进展圈(图 9-1)。你的两只脚分别站在两个圆圈里。

作为 SF 执业者,你需要平衡承认问句/陈述和进展问句/陈述。因此你的两只脚分别站在两个圆圈里。当事情进展顺利,来访者正在谈论"更好"

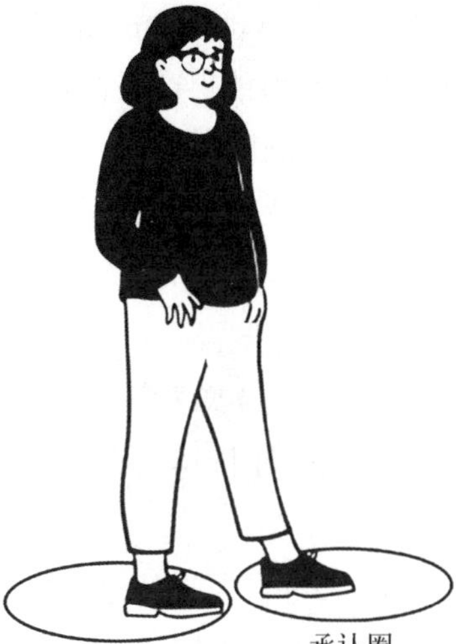

的时候，你可以把重心转移到进展那只脚上。你要问一些问题来拓展"更好"。不过，你还得保持"承认"这只脚接触地面，同时你要寻找机会承认来访者的艰难处境、他们的应对、他们的挣扎。SF 工作的许多内容就像这样——有大量的关于"更好"的提问。

但是，如果来访者发现事情很难或是很有挑战，那么你可能要把重心更多地放在"承认"这只脚上。请慢下来。接纳来访者此刻认为事情很棘手。你可以做到这一点，就像德·沙泽在第七章中简短的微观分析例子中的做法，只需"嗯嗯"两声。这不是问题导向，而是认真对待来访者。有时如果他们认为我们没有听到或是没有意识到他们的挣扎，他们会想要再告诉我们一遍，而不太愿意跟随我们的进展问句走。

图 9-1　承认圈和进展圈

要点是我们绝不要失去与任何一个圆圈的联系。总有承认的机会，也总有进展的线索。即使我们把重心在两脚之间转移，两只脚也总是踏在地面上。如果我们只寻找进展，我们可能会冒着走得比来访者更快的风险。如果我们只是寻求承认，事情可能会慢下来，甚至停滞不前。

在售票处对话的开场阶段，我们可以找机会承认问题和困难，同时在来访者的回应中寻找可能与更好的未来有某种关联的任何东西。比如：

来访者：太糟糕了。我被困在房子里，害怕走出去，连续几个星期没有见任何人了……要是我可以见到我姐姐就好了……

执业者：噢，那是挺难的。（承认）所以，……你想要见你姐姐？（基于来访者所说的话的进展）

在最佳期待上拓展

一旦来访者开始谈论对未来的期待，我们便可以开始在此基础之上去拓展。仔细倾听来访者的关键词——记住，我们希望本着尊重、务实和高效的精神，尽可能保留来访者的语言。

通常来访者一开始可能会有一个希望，这不是他们真正关心的唯一问题，而是更大图景的一部分。例如：

- "我想要得到一份工作"。
- "我想要恋爱"。
- "我想回到学校"。

这些都是通往其他事情的步骤。它们看起来像是目标，但它们更像是通往其他东西的路径。有一种方法可以让我们着手探索那些更大的议题。

"那会带来什么不同？"

接下来的几个章节中，我们会不断地见到这个问句。它鼓励来访者把他们的话语放到更广阔的背景下，思考他们期待事情可能如何发展，开始与改变带来的好处联系起来。请注意，"什么不同"是中性问法，可以有积极和消极的回答。但在实践中，如果来访者正在思考对未来的期待，通常会是积极的不同。如果出现消极的回答，那也别担心——这都是权衡的一部分。

"还有谁会注意到不同？他们会注意到什么不同？"

这是让其他人参与计划的一部分，至少是那些场景中有关联的人。记住，在 SF 中，每件事都是在某人的视角中发生的。因此重要的是，当期待开始成为现实的时候，要识别出谁会确切地留意到不同。找出他们的名字以及与来访者的关系（如果他们在场景之中，除了妈妈、爸爸或者来访者如何称呼他们）。可以是最好的朋友杰基、健身房的罗伯、发型师罗娜、老板格里姆斯代尔先生等。等我们在下一章进入未来描述时，我们会更多地使用这个策略。

"还有呢？"

对有些人来说，这是个最佳 SF 问句。一旦来访者开始列举与更好的未来相关的元素或描述,或是过去发生的相关实例,这个问句便可以在许多场景中运用。当来访者向你讲述他们的问题时,不要问这个问题(我的一个新手学生就这样干了,他震惊地发现来访者居然有那么多问题!)

计划的名字

为了在SF会谈流程的以下部分里流畅地提问,一个有用的做法是用某种代号来指代最佳期待。有时来访者会直接给出一个词,这是很好的选择。有时事情会变得冗长而复杂,还有可能涉及不同的人和事。在这种情况下,我喜欢让来访者为计划提出一个好名字,这是我从本·富尔曼(Ben Furman)那里学来的,到现在我还在使用。

这样做有一大堆好处。它对当前对话内容做了总结,给人一种先把前面部分做个收尾再继续往下走的感觉。它给来访者一个机会想出名字,让他们感到有些许依恋和投入的意味。这个名字还能成为未来问句的一部分,使问句简洁而有效。无论你是否选择明确地找到一个名字,你都需要一个词语,最好来自来访者,用来指代这个计划、他们的期待,这个期待会带来的不同以及其他种种。这个名字最好是简短实用的形式,是一个词或一个短语。

执业者:那么,关于你对(X,Y和Z)的期待,这个计划可以有个什么好名字?

来访者:(暂停)"鲜活的健康"怎么样?

执业者:(写下来)鲜活的健康……很好!

以我的经验,给计划取个名字会起到意料之外的更大作用。它对变得相当复杂的对话做了总结,并可以在问句中成为复杂对话的代表,它帮助来访者把前来会谈视为是他们给出定义的东西,并且他们在其中发挥主导作用。并且给计划取个名字只需花费片刻工夫。

就这一点,史蒂夫·德沙泽晚年经常对来访者说:"我不能保证什么,但我承诺尽我所能,我希望你也是。"然后看着对方,期待得到一个确认的点头或回应。这具有澄清的作用——这对来访者来说是一个积极的过程,并坚定地让他们参与到工作中来。

案例 1：玛丽和拥抱

下面章节是从真实的 SF 对话中截取的几段。这是一字不落的逐字稿,因此包含了一些自然呈现的语无伦次,"嗯""呃"和细小的杂音等。我们在第七章已经了解到,即便是很小的对话部分也能发挥功效,对两人之间的对话内容进行校准并夯实理解的基础。当然,这些对话在那个当下是即兴说出的,因而也不完美。正是这个不完美而非原则上的简化,帮助呈现了真实的实践。

第一个案例显示了过程可以有多简短。这个案例是关于玛丽的,一个 40 多岁的女人,因为抑郁她被全科医生转介到伦敦 BRIEF 中心,并且全科医生担心她有自杀风险。我们会在第十章的未来画廊再次见到她。P 表示执业者,C 表示来访者。

对话逐字稿	点评
(这段对话的开始花了点时间介绍 SF 的原则、它是什么,编辑时略过)	玛丽熟悉其他形式的治疗,她问起 SF。
P: 好的,那么你对它的最佳期待是什么？如果结果对你有作用,什么是你会……？	"它"是指治疗过程,在之前讨论过了。
C: 唔,就像我说的不要再……我感觉我被吸住然后陷在过去里,它严重地控制了今天的我。它影响我存在的方方面面。	患者的第一个回答是(正如经常发生的)她出了什么问题,(还)不是她的最佳期待……这依然是起点。
P: 当然。	执业者在承认来访者并倾听关键词。
C: 我不能……你知道,我只是想要……一直以来我……我开始把自己比作一只蝴蝶。我感觉我被套在那个圈里,而且我不能只是……这听起来很荒唐,但只是自由了,可以飞。你懂吗？	
P: 如果你能够做到,你认为那会带来什么不同？	我们的第一个"建构"问句……

续 表

对 话 逐 字 稿	点 评
C：我想就是……你知道，非常简单，单纯的，就像你知道，我探究这个的基础。它就是找到一种方式，平和面对我本来的样子。	
P：好的。	"接纳我来自哪里，但是期待我要去往哪里。"
C：你懂吗？对我来自哪里有一定程度的接纳，但对我要去往哪里有期待，并更多关注这一点。	
P：如果你更多地期待你要去往哪里，而且如果过去不再干扰你的未来，你期待这会开始在你的生活中带来怎样的不同？	再一次……注意执业者长话短说"你期待这会开始在你的生活中带来怎样的不同"。
C：我想我会在情感上更加平衡。我可能会更坚持我本来的样子和我的存在。你知道吗？因为我觉得我可以，甚至在一天之内，我可以从积极、充满希望变成沮丧、消极、害怕。所以它又把我吸回去了。每次我得到它，我又消失了。就像一块吸铁石把我吸了回来。	
P：好的。	好的，现在我们拿到了一个可以工作的计划。
C：我可能有点不着边际，是吗？	
P：等一下，你瞧，如果今晚你睡着的时候，一个奇迹发生了，它没有摆脱你的过去，但是阻止了过去对你未来的干扰，但当奇迹发生时你正在睡觉，所以你并不知道，当你明天早上醒过来，你最先注意到的是什么，开始让你有这种平和与接纳的感觉？	执业者努力倾听并把他听到的来访者的最佳期待（"它没有摆脱你的过去，但是阻止了过去对你的未来的干扰"）大胆地总结在一个奇迹问句里，把工作推进到了下一个阶段。

这只花费了一两分钟。有人可能会说，执业者应该更严格地和来访者确认一下这个计划，但是他已经很努力地在倾听，并且也非常认真地对待来访者的话语。我们在下一章中会看到事情是如何发展的。

案例 2：把东西张贴在我房间里

这位来访者是一名 16 岁的学生，由学校转介来，他担心自己无法应对考试,尤其是有一场非常重要的考试在即。学校通知执业者说他之前有自残行为。我们在第七章已经见过这位来访者了,当时他探索了奇迹之后进入教室的景象。

这是一段很长的售票处对话。它展示了执业者的耐心和技巧,保持对话继续进行并且为计划开发出了一张结实的门票。

对 话 逐 字 稿	点 评
(开场时的一小段关于填表格的对话已经删除)	
P:那么,在这些谈话中,你的最佳期待是什么?我们可以最多做6次……呃……你对它们的期待是什么?	立刻开始问最佳期待
C:比如……对自己感觉更好。	这是个非常正常且可以工作的回答。有一点含糊,但是在这个阶段算是很好的回答,我们可以基于它去探索。
P:好的。	
C:那样对吗?	似乎来访者有点紧张,执业者要让他感到放松。
P:哦,没有所谓错误的回答,完全没有……都是可以的……所以对自己感觉更好,是的……如果你能够实现那一点,对,所以如果你能够开始对自己感觉更好,你认为那会带来什么不同?	基于最开始的回答建构"那会带来什么不同?"
C:我会有更多自信……	
P:嗯嗯……	(毫无疑问执业者此处正在记录一些关键词——自信)执业者鼓励来访者继续……
C:而且我不会感到这么失败。	这是一个"消极的"——他不会那样感觉。所以执业者开始用"替代"来挖掘会发生什么(从 SF 的视角来看要有趣得多)
P:所以更大的自信而且不会感到这么失败,那么你会有怎样的想法和感受呢?如果你不去想你这么失败,那会有什么来取代?	
C:那实际上……那是……我做得不错,事情没有像我的头脑想的那么糟糕。	

续表

对 话 逐 字 稿	点 评
P：所以实际上你做得不错，事情没有那么糟糕……	执业者反射这些有用的词汇以鼓励来访者继续——"收到并扭转……"
C：我的头脑认为它……我总是在我并没有失败的时候，想着我要失败了。	
P：所以，开始感觉更好会带来更大的自信，知道实际上我做得不错，而不是你的头脑告诉你事情很糟糕，你很失败……好的……你还想到别的什么？感觉更好并且有更大的自信还会带给你什么呢？	执业者总结来访者到目前为止对于她想要的东西都说了什么，使用原本的话语，然后问"还有什么呢？"来让对话继续下去。
C：我不会那么惊恐。我能够正常地去考试。	啊哈。来访者的另一个角度。
P：好的……所以正常去考试……那样会呃……对你而言看起来是怎样的？	此处执业者在寻求描述性澄清。
C：待在考场里，不会惊恐发作然后跑出来。	
P：好的。	
C：因为在真实的考试中我做不到。	（来访者提到"模拟"考试，就是即将到来的真实考试的提前测试）。执业者把这一点和期待以及澄清联系起来。
P：所以能够待在考场里……而且你会……再说到你的期待……当你说"待在考场里"那是指整场考试，还是考到一半？	
C：整场考试。	
P：整场考试……好的……	
C：因为有的时候我能做到，但是当……要是我惊恐发作，我就得出来了。	"有时候我能做到"。
P：好的……	
C：就像……有时候我像是要惊恐发作了，但我好像还"可以"，在考试中我让自己冷静下来，另外，然后，有时候监考人会说出去吧因为我太惊恐了或者我会说我喘不了气了。	我们可能在这里有一点偏离轨道……来访者看来挺能聊，这可能有潜在的帮助。执业者接受了，然后打算再把话题调转回到期待。
P：所以有时候你能让自己冷静下来……在考试的时候是吧？上次你成功做到是在什么时候？	执业者选择了来访者前面陈述中的"有时候"，并且想要把关注点带到这里。现在就寻找实例有一点为时过早，但在这个案例中，这是把对话从"惊恐"调转到"冷静"的一种方法。

续表

对话逐字稿	点评
C：在上周的模拟考试里。 P：在上周的模拟考试里……好的……你上周模拟考试考了哪些？	在这里执业者考虑要展现出对细节的兴趣——这里可能会有一个事情向好的特殊实例，可以后面拿来用。
C：每门课。 P：每门课……好的…… C：它算是……我们在正式考试前的最后一次模拟。 P：好的，那么这些考试里有多少次你……呃首先你大致考了多少次？不用很准确……	这里执业者继续用"收到并扭转"的方法来反馈，让来访者继续说。实际上并没有很多扭转，只是反馈出在这个节点上好的实践，目的是让来访者继续向前。这是微观分析中共同创造方法的一条轨迹，双方正在共同努力，准备进入下一个对话内容。
（他们简要地探索了来访者上一次如何做到在考试中冷静下来。看来是有关的，执业者想要夯实其中的一些描述，大概能返回到后面）	
P：好的，完美……很好，让我们再回到你的最佳期待，到目前为止我们有了这个开始感觉更好的想法，那会增加你的自信，知道自己其实做得不错，而且你能够正常地留在考场……"正常"以及能够留在那儿的想法……呃有没有什么其他的……你想要从这几次会谈中获得的，会……我猜一种是呃……如果我们把时间快进一周，快进到下周，呃……你回顾已经过去的一周，呃，你会如何知道这次的会谈对你是有用的？已经有帮助了……	执业者已经知道他们想要回到最佳期待，如同他们已经拿到启动计划的"门票"。总结一下到目前为止了解到的内容…… 问"有没有什么其他的？"……相较于"还有呢？"在此处大概是挺好的实践——没有预设还有别的什么，而是为其他角度打开了可能性。 问一周内进步的迹象是另一种联系宏大计划和可能的微小细节和迹象的方式。
C：我想它们会……因为它们导致……就像如果我对自己感觉更好了那么我就不会想要……呃……是的……去……呃……伤害自己。	这是我们第一次从来访者那里听到"伤害自己"。我不认为执业者是用"诱饵上钩"的方式让来访者谈论这个，但此刻在来访者的言谈之中浮现出来。来访者在上下文中已经提到过不想要这样做，这从SF的视角来看是个有用的角度。
P：好的，那么你不会想要伤害自己，对，还会……	

第九章 售票处：允许开始/进入 151

续 表

对　话　逐　字　稿	点　评
C：因为…… P：噢，继续…… C：因为当我感觉自己好像要失败的时候我就会那样做。	
P：啊哈，好的……是的……所以你是开始在想，如果你开始真的去想你现在做得还不错……能留在考场，增加了自信，那真的会导向一些跟伤害自己不一样的事？我的意思是，那会给你带来什么不同？	执业者灵活地建构了一个形塑，然后构建了一个与伤害自己有关的问句。 "那会给你带来什么不同？"是一个精彩的开放且有力的问句，在这里用来导向有用的事件的发生。
C：那么我不会感觉那么需要去做那个因为我会更加相信自己。	
P：好的……那么你会做些什么来取替，你知道的，就是来取替这种自我伤害？你会想要看到什么？	执业者正在寻找自我伤害的"取代"。我们可能注意到来访者已经提到过了，而且在下面还会再次关注于此。
C：我真的不是很理解……	
P：呃……所以如果你……如果你没有在伤害自己……你觉得你会做什么来取替？……当那些……如果我说错了请纠正我，但是你说伤害自己是和感觉失败这样的想法联系在一起的……	
C：我会对自己感到更自豪。	来访者已经说过"我会更相信自己"，现在他更愿意用"为自己感到自豪"。
P：对自己感到更自豪……是，好的……那么谁会……谁会是最早发现这些改变的人？如果开始更相信自己，为自己感到自豪，有更大的自信……你认为谁会注意到？	执业者现在选择了"相信自己"和"更自豪"并且想要把焦点拓展到其他视角。开始用了一个相当开放的问句"还有谁会注意到？"
C：除了我自己吗？ P：是，是的，还有谁会注意到？ C：呃，我的父母……	
P：你的父母……	反馈并且继续让问句开放在这里，而不是取用第一个回答。稍后我们总有机会回到父母这里来。
C：还有跟我交谈的那些老师们。	

续 表

对话逐字稿	点评
P：好的……你和哪些老师交谈？	还有另一位老师。让我们从那个视角去发现更多……
C：R 先生……呃，我的美术老师 D 小姐……还有 P 夫人。	
P：好的，你是怎么认识 P 夫人的？	
C：呃，去年她是我的历史老师，但是她请病假了所以今年她不教我们，但现在她回来了我还会和她交谈。	
P：好的	
C：因为她去年帮了我很多……	可以是另一个非常有用的视角。
P：好的……在我们继续往下走之前，呃，从你的父母开始，他们会……他们会注意到你有什么不同，如果你开始感觉自豪，有了自信，相信你自己……你的父母会注意到或者看到哪些不同？	执业者早前已经注意到了父母，现在回到他们的视角。再次用来访者的语言来建构问句。
C：我不会特别贬低自己。	
P：好的，那么你会做什么来取代贬低自己？	再次使用"取代"。
C：不会把功课丢掉。	
P：啊，不会把功课丢掉，那你会用做什么来取代？	再一次。
C：像是提交它啊……或者把它张贴在哪里，因为如果我对自己的功课自豪我会把它贴在我房间里。	啊哈——这是来访者可以对他的功课做的事情。更加有用。
P：哦……	
C：但是我不经常那样做，因为我不喜欢。	
P：好的，所以你父母会知道的一个方式是，噢（某某）真的提升了自信和信念，你有更多的功课会贴在你房间里，而且提交上去而不是丢掉……	执业者非常简洁的建构。聚焦在张贴和提交作业，但同时也承认扔掉（通过把它放在句尾）。
C：我最后确实提交了，只不过在那之前我制造了好多垃圾。	
P：好的……好……你的老师们怎么样？如果你能够开始有了信念和自信，你的老师们会注意到你什么？	转移到老师的视角。同时把前面的信念和自信带回来。

第九章　售票处：允许开始/进入　153

续　表

对　话　逐　字　稿	点　　评
C：我会在课堂上多发言。 P：啊哈。	真正的顿悟——这是另一个新的迹象,有些有用的事情发生了——有利于建构"门票"或共同计划
C：因为那就像,那就是为什么 P 夫人开始帮我,因为我从不举手……	
P：哦……	
C：她说她要帮助我一节课举一次手。	
P：是的。	
C：就像一开始……然后我妈妈就告诉她,比如我在挣扎之中什么的。	
P：嗯。	
C：所以后来她就一路上帮了我很多。	
P：你能够做到了吗?你能够更经常举手了?	执业者捕捉到了这个实例……可能如果。 带有更多预设,会问"你能够做到的频次有多高"。但是这段对话是匆忙之中的即兴创作,可能在这点上不会带来太大的不同。
C：有时候……比如我努力每堂课至少做到一次。	
P：好的……噢,现在我们已经得到一个很长的清单了!抱歉我的空间不够用了。呃,所以……如果你看到了它们,哪些会是你能让自己感到满意的事?就是说,如果你注意到自己在课堂上发言更多了?	执业者开始总结这个计划了。
C：是的。	
P：那会是你会高兴的事……如果你注意到你自己……在房间里张贴了更多东西而且更有信心去提交功课……	
C：我 14 岁的时候就已经张贴了很多东西在我房间里。	
P：真的啊,好的,所以是有几年没有了。	
C：不……如果把周围都换成……会挺好	来访者一个很好的确认,她准备好做点什么了,那会带来新的工作进展。

续表

对 话 逐 字 稿	点 评
P：是的……所以把你房间里的一些功课换成最近的一些……那很棒……所以我们感觉更好了，所以，所以只是要澄清一下……如果，如果我们的对话是有帮助的，我们知道的方式有，你的自信提升了，相信你自己，你能够正常地留在考场，你开始对自己感到自豪，而且在你的房间里真的会有新的近期的作业被张贴展示出来，呃，还有你也能够在课堂上更多地发言。这些听起来对吗？	执业者完整总结了到目前为止我们计划的进展。 执业者干得漂亮！它确实是一份清单，来访者的原词被很好地保留在了核心场景里。
C：（点头）	
P：好的……有没有什么是我遗漏掉或者你想要加进这个清单里的？	一个很好的机会问"还有别的吗"问句，而不是"还有什么？"给来访者一个说"不，没有什么了"的机会。来访者确实也是这样做的。
C：没有了，这些都对。	
P：好的，完美……所以呃，下一个问题有点好笑（进入奇迹问句开始构建未来描述）	我们拿到了门票！把这一切浓缩成一个计划的名称可能会很有用，但是不管怎样，我们走了出来，走进了对话的下一个阶段，进入到了未来画廊。

反思

这段对话摘录提供了许多行动上的好实践。执业者以询问来访者的最佳期待为开始，在 15 分钟的过程中采用来访者的词语，基于来访者每天日常生活中的不同，帮助他拓展成为一个可工作的计划。这位执业者善于抓取来访者的语言，并以原词反馈的方式来进行拓展和确认。我们看到了在行动上夯实基础（De Jong，Bavelas & Korman，2013），在第七章中提到的这三段式过程：来访者提及一个新的元素，执业者接纳，然后最后再由来访者来夯实基础。（这在整个对话当中一直发生，通常不是清晰的陈述而是使用类似"嗯哼"之类的声音和手势——一份完整的微观分析的逐文字稿会非常密集，很难追踪分析这么长幅的对话。）

执业者会允许自己对来访者身上已经发生向好的几个实例产生兴趣。虽然严格来说，这不属于售票处对话的部分，执业者可能注意到这些事情并提及它们，让来访者知道它们也是潜在相关的。对这些关联事件的进一步探讨可以在稍后的对话中再次出现，并带来更多细节。

在这段逐字稿的末尾，执业者总结了计划，来访者赞同这是他/她想要工作的内容。门票盖章了，工作启动了……只不过，对话的最初阶段早已开始工作。对于来访者来说，开始一段看似有用的旅程，而不是干坐在那儿徒劳地担忧，这是令人惊讶的巨大激励和鼓励。此时，来访者对他们自己及其处境的看法已然改变，即便现在还没有详尽讨论需要去做什么。

要点

- 售票处标志着一项 SF 工作的开始，在这里，来访者和执业者探索来访者对他们共同工作的最佳期待。
- "门票"是对共同计划的描述，这也是工作的主题，也是艺术画廊中这个特别展览的主题，在其中可以看到对来访者未来、现在和过去生活的描述。
- 执业者鼓励来访者谈论他们的最佳期待，以及未来他们会给自己和他人带来的不同。
- 执业者非常用心地使用来访者的语言来帮助他们拓展和建构对计划的描述，承认来访者过去和现在的不舒服，并且留心注意那些暗示着期待中的未来的词语。
- 问题第一次被提出的时候，来访者可能不会回答，因此执业者需要有耐心。
- 用一个总结以及也许用一个由来访者挑选的计划名称来总结这部分工作，这给出了一个信号：要前进到建构对未来的描述了（通常是这样），或者是构建对现在和过去的描述。

参考文献

De Jong, P., Bavelas, J. B., & Korman, H. (2013). An introduction to using microanalysis to observe co-construction in psychotherapy. *Journal of Systemic Therapies*, *32*, 18–31.

de Shazer, S. (1988). *Clues: Investigating Solutions in Brief Therapy*. New York, NY: W. W. Norton.

Jackson, P. Z., & McKergow, M. (2002). *The Solutions Focus: The SIMPLE Way to Positive Change* (1st ed.). London: Nicholas Brealey Publishing.

Korman, H. (2004). *The Common Project*. SIKT. Retrieved from www.sikt.nu/wp-content/uploads/2015/06/Creating-a-common-project.pdf

第十章

未来画廊：奇迹、平行世界及更多

焦点解决(SF)工作经常被直截了当地描述为"聚焦未来"。正如我们将在本章所看到的，关于未来的讨论在 SF 实践中扮演着非常重要的角色。可能更加让人吃惊的是，自从焦点解决短期治疗(SFBT)随着史蒂夫·德·沙泽的《线索：在短程治疗中探查解决方案》(*Clues: Investigating Solutions in Brief Therapy*)一书(de Shazer, 1986)的出版，SFBT 成为一个独特的领域。如我们在前面的章节所见，在过去的 30 年里，这一角色变得越来越重要了。

在前面的章节中我们讨论了共同计划的定义，就像得到一张通往延展世界对话的下一阶段的门票。在本章节里，我们将研究如何为来访者更美好的未来构建充满细节的描述——实现他们的最佳期待的生活。多年以来，这类对话不断在变化，并在 SF 工作中表现得日益重要。

在早期的 SFBT 中，这种对话在很大程度上被视为目标设定的前奏和寻找相关例外的准备——在问题应该发生但没有发生，或者发生得更少的时候。这些指针指向来访者(可能是无意中)已经在做的事情——一些帮助他们避免问题的事情，因此被视为可以"做更多"，更多去做这样的事以促进更有意识的行动，走向没有问题负担的生活。

随着 SFBT 多年来的进化，执业者似乎已经发现了描述更好的生活不仅仅是一种准备；它本身便具有重要的治疗目的。在这样的对话结束时，来访者通常已经对明显无关紧要的日常事件有了新的认识、新的理解和新的框架。这是来访者"延展世界"的一部分，在这里细节的描述和新的可能性相结合。在下一代 SFBT 中，这不在为一项干预做准备，它是过程的一个关键元素。

在我们艺术画廊的隐喻里，这里通常是继售票处之后的第二个参观地。

执业者会经常寻找未来几个场景的描述，就像画廊墙上挂着的不同画作。然而，并非一定要在这里停留——还有其他的画廊在等着参观，比如实例画廊里有对情况更好的那些时刻的描述。但是，执业者在早期转向对未来的描述是一种常见的举动——也许因为人们认为未来比过去更有可塑性，并且更容易被探讨，因此更容易进行创造性思维。

打破过去与未来之间的因果关系

来访者到来时，受着过去的经历和对未来生活的想法的双重困扰，担心如果事情照此继续下去，未来生活会怎样。通过调用奇迹，来访者被要求考虑一个不受过去的担心影响的未来。奇迹是无法解释的——显然我们不知道它们是如何发生的；我们只能看到结果。所以，想要确切地知道改变是怎么达成的，完全没必要、不可能而且也没有意义。史蒂夫·德·沙泽过去常常观察到奇迹是"没有原因的结果"。它不是一个神秘的原因，而是一个完全不可言说的发生——如果你停下来思考它是如何发生的，哪怕只是一瞬间的念头，你就没办法领会奇迹的精髓。

一旦过去的因果关系被打破，来访者就被解放出来，可以去想象他们自己在一个更好的未来中，在那里没有他们的疾病、失调、疼痛或是问题。这不仅是"解决了问题"，而且是在思考一个不存在问题的生活，或是现在来访者的最佳期待实现了的生活。它可以拓展开去，影响到来访者日常生活的许多方面，他们的家庭、朋友、同事，甚至是宠物。许多人对我描述说，当奇迹描述建构起来的时候，他们甚至开始感觉到更轻松，更少负担。

因此，面对奇迹问句，人们的第一反应通常是"我不知道"，这并不奇怪。突然面对这个充满无限可能性的新世界，来访者很自然地想要考虑一下他们此时身在何处。其他的一些反应，如"唔……"或是全然的沉默，对执业者而言其实是非常鼓舞的迹象，我们在本章后面会看到。一扇门正在打开，我们的来访者经常需要一点点时间来让他们的眼睛适应新的光线。

有些执业者刚开始探索 SFBT 时，他们担心问奇迹问句就暗示着这个奇迹可能真的会发生，并会带来不可能的后果；比如被截肢者可能会希望他们的腿完好无损,寡妇可能会希望她的丈夫起死回生,诸如此类。这里有两个要点:首先,如果奇迹的影响是建立在一个真实的最佳期待之上,这不太可能发生。其次,即便发生了,也没有问题——对话仍然可以继续,通过探索"那会给你带来什么不同?"截肢者可能会希望能够重新运动,能够见朋友,甚至能够进行亲密活动。这些都是完全合理的期待,可以进一步探索。寡妇可能希望有人说话、有陪伴,有人倒垃圾,还有许多其他事情——同样,这些在奇迹描述的情景中都是容易处理的。当然,执业者能够承认,来访者有一种希望事情变得不同以往的强烈渴望。

奇迹问句的发展

多年来,询问奇迹问句的艺术以及鼓励有用且细节的回答的艺术,得到了长足的发展。许多 SFBT 书籍,包括最近一版的《焦点解决短期治疗协会(SFBTA)治疗手册》(SFBTA's Treatment Manual)(焦点解决短期治疗协会,2013)都记载了奇迹问句的影响是移除问题(这种观点仍然保留了问题,虽然是在外围)。如果我们有一个基于最佳期待的计划,那么我们就可以使用这样的语言形式:

> "我打算问你一个有点奇怪的问题。
> 这个奇怪的问题是:
> 我们谈完以后,你会回去工作(回家,回学校),然后你继续做今天接下来需要做的事情,比如照顾孩子、做饭、看电视、给孩子们洗澡等。
> 然后到了睡觉时间。
> 大家都上床了。
> 全都睡着了。
> 在你睡着的时候,一个奇迹发生了并且[你的最佳期待/计划实现了]!
> 但是因为它发生的时候你睡着了,你不知道奇迹已经发生。
> 所以,明天早上你醒过来,那个让你知道奇迹已经发生第一个微小迹象会是什么?"

相比前面章节里提到的那些早期版本，这个版本的奇迹问句里的一些发展值得注意：

- 问句和奇迹出现前都有更长的引导语。执业者宣布这是一个奇怪的问题为开始，并可能在这一点上寻求来访者点头接受或回应"OK"。有时候奇迹问句可能以一个"创造性的"问句被提出来，或者来访者会被询问他们是否准备好让对话更有创意一点。
- 然后引导语继续，谈到会谈结束后回到工作或回家，每件事都正常地继续进行。以我的经验，这让来访者进入对话的轨道。在穿过这段对话时，我会留心观察来访者表示接纳的点头。有人认为，这一连串的点头或回应"是的"帮助来访者进入一种类似于轻度的催眠状态。无论怎样，这似乎让他们为即将到来的创造性的一跃做好了准备。
- 奇迹发生在今晚。不是未来某天晚上，而是今晚。我的经验是，这是让一切都非常接近来访者的一种积极的方式。
- 执业者以高水准陈述了奇迹的影响——在措辞上，最早是"你的最佳期待/计划实现了"。这一点至关重要，没有这句陈述，来访者可能只会从奇迹中预期旧有的事物，并且被眼前的问题分心。如果来访者对于奇迹只有模糊的概念，认为自己中了彩票大奖，然后生活发生了翻天覆地的变化，那么我们可能对奇迹影响的阐述也不够清晰。
- 这个问句的最后一部分非常清楚，是关于注意到细微的改变，那会是奇迹已经发生/最佳期待已经实现的迹象。更早的版本会这样问："你的生活会有什么不同。"在这里我们要进行更为集中的讨论，从来访者明天醒来时可能注意到的事情开始。

所有的这些展开都是为了将问题后的未来向来访者靠拢一些——无论是在时间（明天）上还是在细节上。在早期的 SFBT 中，奇迹问句主要是用来帮助设定目标，而现在我们可以看到，对话是"拓展来访者的世界"的关键部分——从具体的细节和相互影响方面探索更好的未来，这本身又扩展了注意和潜在行动的显著可能性。让我们从这个新的角度来审视它是如何工作的。

假设……最重要的词汇

人们常常会认为"奇迹"是奇迹问句中最重要的词汇。恕我不能苟同。在我看来,最重要的元素是"假设"这个词。它在问句的最前面出现,标志着在对话中将要发生最重要的转换。

开头的"假设"暗示着我们将要把对话转入一个非同寻常的维度,至少相对日常讨论而言——进入"假设"世界。假设世界是某种平行宇宙——在许多方面都非常类似于来访者日常生活的世界,但有一个显著的不同之处;某些事情发生了,这让来访者的计划、最佳期待实现了。跨过假设世界的门槛之后,来访者和执业者将会探索它,留心那些迹象——让来访者知道这是一个不同的、更好的世界的迹象。

执业者在这里的目的,首先是帮助来访者停留在假设世界,其次是探索能够拓展他们世界的那些微小的细节。第一部分有时要求执业者要有高超的技巧。在询问来访者是否准备好有一些创意,迎接一个奇怪而又不寻常的问句,在这里很有帮助。一个强大而清晰的计划同样也有助于此——因为我们可以有点信心,来访者会有兴趣花点时间来探索它。

通向平行世界的门

菲利普·普尔曼(Phillip Pullman)(1997)的小说三部曲《黑暗物质》场景设定在一个有着无数相互重叠的平行宇宙的世界里。它们占据着同样的"空间",并且在顶部交织在一起,因此,比如说,有许多个牛津城并列在一起——这些牛津城有着一些共同之处:大学、河流、有一个叫作耶利哥的郊区,甚至是有同样的被椅子环绕着的一棵树。这些宇宙通常是分割开的,所以我们普通人只能看到我们所处的那个宇宙。

这部小说重点描写了一把"魔法神刀",它具有从一个平行宇宙穿越到另一个平行宇宙的威力。持刀者必须在"现实之线"中仔细搜寻,找到他们希望打开的世界,然后挖出一个洞,通过这个洞,他们能够在不同的世界中穿越。在远处,在另一个世界里,有些东西是相同的,有些东西是不同的。主角们通过打开的这个洞,出发去探索新的世界,随后还能再由这个洞回来。

奇迹问句和其他的"假设世界"的问句以同样的方式工作。执业者使用奇迹问句或其他形式的问句打开了这扇门,并且邀请来访者跨进来。一旦穿过这扇门,目的就是探索这个平行世界一段时间,而不是频繁地回到原来那个世界,也不用去想我们是怎么来到这里的。彼岸的世界里有许多跟我们原来世界类似的地方——来访者很可能拥有同样的家庭,居住在同样的地方,做着许多同样的事情(可能是以新的方式)……就像普尔曼的书中,那些主角以同样的方式活在一个类似而又不同的牛津城里。

当然这只是假设世界。这是关于创造力的一个有趣的例子,它既深奥又植根于来访者的经验。这个过程的力量来自对描述的坚持,帮助来访者用细节和其他视角延展他们的描述。我们越坚持这些描述,来访者的世界就延展得越大。奇迹是让来访者跨过门槛的一种表达版本。还有许多其他版本可以选择,包括:

- 半夜里某种神奇的事情发生了。
- 有人挥舞魔法棒,然后当你明天醒来时。
- 突然,你发现自己在量尺上 10 分的位置了(假定已经设定了量表)。
- 突然,发生了时震,你发现自己被抛进了未来世界,那里的事情发展得出乎意料的好。

还有许多其他的可能性,事实上,找到方法使这一举动符合来访者的谈话和思考方式,是这个实践本身有趣的部分。关键在于我们进入了一个世界,来访者的最佳期待以某种未知的方式在那里实现了。

扩展描述:细节和场景

帮助来访者跨过门槛进入平行宇宙的假设世界后,执业者想要和来访者并肩漫步,帮助他们注意到重要的东西。当然,来访者注意到的东西必须来自来访者自身,但是有几个关键的小而重要的问句,执业者可以用来扩展来访者的描述。以下是一些基本的拓展问句:

- 那会带来什么不同?
- 那会给[某人 M]带来什么不同?
- [X]发生的第一个微小迹象是什么?
- 还有谁会注意到[X]的发生?他们会注意到什么?
- 当[某人 M]注意到你正在做的事情时,他/她会怎么做?
- 你会怎么回应呢?
- 还有呢?
- 接下来会发生什么?

这些看似简单的问题以各种方式串联在一起,对奇迹发生后的想象世界的描述得以继续下去,并朝着来访者自己的世界和生活体验的方向扩展。如果来访者迷失在某个地方——比如希望未曾实现的当前世界,这些问句也可以用来引导来访者回到假设世界中。

描述经常以一系列场景浮现,就像未来画廊里的不同画作。每一个场景都可以从多个适当的视角进行探索。并没有所谓的观看图景的"正确顺序",以某种时间顺序去审视它们是可以的,但并无必要。

从某些看起来像是"相关的"第一场景——来访者下次可能遇到问题场景——开始,对执业者来说也是很诱惑的。对执业者来说,当来访者下一次遇到潜在的问题时,也很容易从看起来"相关"的第一个场景开始。然而,如果我们要去帮助来访者拓展他们的世界——他们的整个世界——那么我们应该从来访者觉察到的点入手。这通常是来访者在奇迹发生后醒来的时刻。在来访者调整自己适应新世界的过程中,没有人能确定究竟什么迹象会被来访者关注到——这就是为什么执业者要一边发问,一边给来访者时间认真思考这个新的平行现实。

案例：玛丽(Mary)和拥抱(续)

这个案例当事人是一位 40 多岁的女性，名叫玛丽，因为抑郁和有自杀的风险，她被全科医生转介到伦敦的 BRIEF 机构。我们在第九章已经见过她。玛丽的期待是想要获得平静并期待不再被拽回过去（计划），在建立了玛丽这样的期待之后，执业者 P 引出了下面这个奇迹问句（在第一次会谈不到 5 分钟后）：

对 话 逐 字 稿	点 评
P：如果今晚在你睡觉的时候，一个奇迹发生了。它没有抹掉过去，不过也阻止了过去妨碍你的未来。但奇迹发生的时候，你在睡觉，所以你并不知道。当你明天醒来的时候，你会注意到的第一件事是什么，它会开始告诉你，你已经有了平静和接纳的感觉？	这里执业者以"如果"而不是"假设"开始……在我看来是个较弱的选项，但是他们还是让它起效了。 奇迹的效果被清晰地陈述——用了跟达成一致的计划联系非常紧密的词汇。
C：我想到我可能会……我会知道的最大的事情是我本来的样子已经足够好。我不需要证明自己或是不断地从别人那里寻求认可，那些人让我沮丧，也导致我成为现在这副样子。以我自身的条件，我已经足够好了。	来访者开始好奇地探索平行世界，带着一些泛泛的高层次的想法。这是个好的开端——执业者现在可以用来开始建构细节。
P：那么明天你会几点醒来？	这看起来像个突兀的提问，但它的设计是将来访者置于探索未来中的一个关键点——在这个点上他们在奇迹的平行世界中醒来。
C：可能 7 点左右。	
P：7 点？好的，那么是闹钟叫醒你吗？	
C：嗯，我醒来……我睡得不太好所以……但是不论我睡得怎样，我都会努力在同样的时间起床。	注意我们如何立即进入"明天早上"的细节。
P：好的。所以 7 点你会起来。你醒来之后的第一个迹象是什么，那会让你意识到你就是你自己并且……？	执业者用一种奇迹已经发生的感觉回到醒来的那一刻。

第十章　未来画廊：奇迹、平行世界及更多　　165

续　表

对　话　逐　字　稿	点　　评
C：我不知道。我现在没法回答那个问题，我不知道。我只能想象它可能是……我不会感觉到心情沉重或焦虑。	一个有趣的时刻。来访者坚决表示她不知道，执业者给了她空间，然后她继续探索。这在会谈早期阶段并不少见——要记得她是第一次来到平行世界。
P：好的。那你觉得你会有怎样的感觉呢？	执业者渴望听到它是怎样的（而非它不是怎样），并且问了来访者会将会经历什么。他运用了她的词"感觉"来放慢节奏。
C：可能会感到兴奋，那是新的一天。	
P：好的。	
C：对它将要带来的东西感到有希望。	
P：好的。所以你带着一种兴奋的感觉醒来，有点想知道这一天会带来些什么。那会带来什么不同？就是有那种体验？	第一个"那会带来什么不同"问句。
C：嗯，那是种我以前从来没有感受过的东西，但是我会想象它是美好的、积极的感受，而不是充满了害怕，不知道哪一天会把什么扔给你或是把你带回到哪里。	来访者接受了我们正在探索某个新东西的想法。
P：好的。周围有什么人吗？还是你一个人？	执业者想要去向其他一些视角，问了周围还有谁（所以我们可以看一看他们可能注意到什么）
C：我有个伴侣。	
P：好的。你醒来时你的伴侣会在那儿吗？	这可能是个意外——但是执业者继续把伴侣带进醒来后的描述里。
C：不在。	
P：好的。你的伴侣会在哪里？	
C：工作。	
P：工作？你的伴侣几点走？	
C：可能差不多早上 5 点 30 分。	
P：好的。你听见他走的吗？	
C：不一定。取决于我前半夜睡得怎样。	
P：如果还不错，你会听见他走？	再一次，执业者提醒玛丽我们谈论的是奇迹发生后的早上。

续 表

对 话 逐 字 稿	点 评
C：有时候。	
P：他怎么会知道你……甚至在该起床的之前，或者他可能会注意到你什么？	这里是另一个扩展描述的问句——他可能会注意到什么？
C：他可能会注意到我也许睡得更好一点，因为我的睡眠非常非常糟糕。	
P：他会怎么知道你睡得更好一点呢？	再次带来更多"睡得更好"的细节。
C：他可能没听见我夜里起来又睡下很多次，或者没感觉到我在动。	
P：好的。他走之前如果你醒了，你们会说话吗？	
C：是的。	
P：好的。你说话的时候，他可能注意到什么？	
C：我不知道，我回答不了这个问题，我不知道。	这些是非常细节的问题，比通常寻找未来描述要细节得多。来访者在这里迫切地寻找答案，并不太意外。执业者继续坚持。
P：如果你的这个奇迹发生了你会怎么想？	
C：老实说我不知道，我不知道。	
P：你想象什么会发生在你身上，或者什么发生过了？	
C：我已经说了我想到的。我想……我已经想象了那会是什么样。我没办法……	
P：你认为他会注意到你的什么，如果你带着这种心情在这一天醒来？	
C：他会注意到我有一点不一样。	啊哈。他会注意到有一点不一样——但我们还不知道是怎样的不一样。
P：他叫什么？	
C：什么？	
P：他的名字叫什么？	对来访者而言，通常用他们常用的名字去指代关键人物会更好。
C：杰夫。	
P：杰夫。所以你认为他会注意到什么？那会是你醒来的第一个提示？	

续 表

对 话 逐 字 稿	点 评
C：我不知道。我不……当一个人对这种感觉没有任何经验时，你怎么能指望他回答这些问题呢？你怎么能问这些直接的问题呢？	这里有更多困惑，因为来访者再次陷入问题的挣扎。
P：因为这些问题很难回答。这些问题有希望把我们带到我们想去的地方。	
C：我不知道。	
P：如果你带着那种希望的感觉醒来，为自己本来的样子而快乐的感觉，平和的感觉，睡得好，你认为他会注意到什么？就通过你跟他说再见的方式或者？	
C：我已经说过我认为我会成为怎样一个人，我想他会注意到这一点。你知道吗？那种不同。	玛丽再次说，他们两人都会注意到有不同之处。
P：你觉得那个短暂的瞬间会如何展现给杰夫，在一天之中的那个时候？	执业者坚持问那点不同会如何展示给杰夫。
C：我不知道。也许我不会那么累或是感到那样，你知道，也许对这一天感到消极。	再一次，我们得到一个负面表达的回答——不会是怎样的。
P：好的。你们相互说再见的时候，他会在你脸上注意到什么？	
C：我不知道。我想象可能我的脸上会有一个微笑，而不是一副忧虑的表情。	是的，这里有一个能注意到的不同——玛丽脸上的一个微笑。
P：好的。他会对此感到惊讶吗？或者那其实有时候会发生！	
C：不会的，我确实会努力展现出笑容。	
P：好的。	
C：或许不总是能做到如我所愿的样子，但我有时候是能微笑的。	这真是个有意思的时刻——她有时"微笑"——但这一个微笑可能有所不同？
P：好的。你认为他会对那个微笑作何反应？	
C：我想那会让他非常高兴。	突然出现另一个互动性的不同。
P：是吗？好的。那会如何表现出它很重要？	
C：我不知道他会如何认可它。我不知道。	

续　表

对话逐字稿	点评
P：好的。也许再睡一个小时左右，7点钟你要起来了。这种感觉依然与你相伴，期待着一天的到来。你有一种平和的感觉。常规的一天是怎样的？你明天有什么安排？	执业者决定从玛丽醒来、杰夫起床出门工作这个短暂的瞬间离开。他移动到画廊的下一个"场景"，这是玛丽提到过的——7点钟她要起床并好好地开始她的一天。执业者仍在强调这是感觉平和的一天。
C：我起床，去健身房。	
P：好的。你几点去健身房？	
C：我可能早上8点15分离家。	
P：好的。你吃早餐或者喝咖啡么？	不打算匆忙进入健身房的场景，执业者想要看一看，在早餐时间段会有什么迹象，表明我们正处于奇迹发生后的世界里。
C：是的，早餐。	
P：你吃早餐的时候会注意到什么，让你知道……你觉得想要去？	
C：我不知道，因为我做的事情在我心里根深蒂固。你知道吗？这就是我的日常惯例。即便是那些消极或有害的情绪经过反复的练习，也变得习以为常。所以我发现，要回答你问的那些问题非常非常艰难。	
P：很好。你这样是正常的，这么做的确是艰难的。	执业者承认了这种负重前行的感受，并且也是过程中潜在的正常的部分。
C：好吧。	
P：因为我们要去的是一些你从没去过的地方。	执业者提醒来访者，我们是在一个新的世界里探寻。
C：是的，我不知道。	
P：哪一个……那么你认为你会注意到什么？在你喝茶或喝咖啡的时候，有什么会让你有这种平和的感觉？你通常喝什么？	
C：我不知道。我想我会注意到的最大的事情是，我可能不会为每一件小事感到担忧。	注意玛丽在给出一个有意义的回答之前，是如何回答"我不知道"的。我们可以把"我不知道"看作某种反射行为，不必太当真。

对 话 逐 字 稿	点 评
P：那你心里想的又会是什么呢？	再一次，寻找什么会发生，而不是什么不会发生。
C：也许是为了要去见其他人而兴奋，而不是害怕或者计划如何在我真的见到他们时避开他们。	
P：好的。那么明天你想要见到的是谁呢？	
C：就是那些去健身房的人。	
P：好的。所以在健身房里会有谁？谁会是你……可能是你最后渴望见到而不是……？	执业者在这里探寻人们的名字，这样他可以用真人的名字称呼他们，并把他们带入到健身房场景。
C：我有一些人，一些相当好的朋友在那儿。	
P：是吗？好的，比如……？	
C：我的朋友西尔玛(Thelma)和贝丝(Beth)。	如此一来，执业者可以开始建构下一个场景——奇迹发生后与西尔玛和贝丝在健身房里的那一天。

到此为止，执业者已经帮助玛丽建构了未来画廊里的3个场景：当杰夫起床去工作时，当她7点钟醒来时，以及去健身房之前的咖啡时光。这段用时8分钟的对话之后，我们依然处于玛丽那天早上8点15分左右——重点是，这是一个逐步探索奇迹发生后，平行世界里一天的过程，进行得相当缓慢。在本案例中，玛丽在执业者所提问题的细节层面上比较挣扎。然而她继续前行，并且开始对自己探索未来的能力有了更多信心。

为了看到信心是如何继续提升的，我们可以来看一看本次对话的后面的一部分。玛丽现在已经去过了健身房，她回到了家，吃完午餐，读了一本书。现在她专注在杰夫下班回家的那个时刻。

对 话 逐 字 稿	点 评
P：杰夫什么时候回家？	再一次，执业者直接奔向细节——什么时候？
C：通常是五六点。	

续　表

对　话　逐　字　稿	点　　评
P：好的。他到家前的半小时左右时间里，你有什么感觉？什么会让你知道，这个奇迹仍然在你身上起作用？	再次提醒我们，仍在探索奇迹发生后的世界。
C：我可能会……与其晚上把我俩关在家里，可能会考虑我们俩能到哪里去，也许是散个步或者就是做点什么——我在室内待的时间太多了。	
P：你可能想到哪里散步呢？	甚至在伴侣回家之前，他们的关系，他们要一起做的事情也在变化，因而为不同的互动方式在做准备。
C：我们住得离海滩很近，所以也许会去那里。	
P：那么他到家后注意到的第一件事是什么，甚至在你开口说话之前？第一件事是什么？	拓展问句的有效利用——他会注意到的第一件事是什么？
C：我会……脸上可能会有微笑而不是担心、疲惫、焦虑的神情。	注意玛丽现在无须提示就能提供"那会看起来是什么样"的版本描述，这是个很好的迹象，表明她正在进入这部分对话的轨道。
P：好的。那么你会注意到他有什么反应，甚至在他开口说话之前？	
C：我想我的肢体语言会这样……你知道通常他会过来找我，但是我想象我会大方地走过去并且拥抱他。你知道吗？所以……	
P：他会晕倒或是……？	
C：可能，是的，绝对会。可能得让急救人员随时待命。是的，我想那会很震惊，不过是愉快的惊喜而不是惊吓。	执业者引入了一点幽默感，来访者领会了这份幽默并且夸张了一下，这是她正在享受探索新世界的另一个迹象。
P：所以会是在哪儿？你会在哪儿拥抱他？	
C：我想应该是……因为我差不多总会听见他减速停车。（过去）我从来不到门口去。我等他走进来找我。不过（现在）我可能会去找他。	
P：好的。所以那会是不同的……	执业者强化了刚才玛丽所说的价值，这是一个有用的积极的迹象。

续　表

对　话　逐　字　稿	点　　　评
C：是的。	
P：你抱着他的方式中，你会注意到有什么符合这种作为你自己的平和和快乐的感觉？	另一个拓展问句——你会注意到拥抱的什么？
C：他有时候说当他向我要抱抱的时候……他说："当我请求你抱抱我的时候。"然后我就抱一下他，他说："你太僵硬了，你几乎是……抱了我，却又把我推开。"所以我会想象那会是个自然得多的敞开的拥抱，我会感觉放松并且足够安全地去那样做，而不是僵硬、紧张的。	留意玛丽现在的回答里有了很多细节，比会谈前面的部分要流畅得多。
P：你会注意到他对你的拥抱有什么反应，那样的放松……	执业者现在也在积极地用"注意"问句扩展描述。整个探索和描述现在进展顺畅且充满细节。
C：我想他会很高兴得到这样一个拥抱，而不是像以前那样让他觉得① 不得不提出请求，② 会被推开。	
P：那么你会注意到他的胳膊会怎样？	
C：我想他的双臂会紧紧地抱着我，也许抱得比平常更久。	
P：好的。你会注意到你是如何应对的？	
C：我觉得那很难，因为你要反复练习怎么做事。不管那是好还是坏，你就是那样。所以我想那会是相当新鲜的一种体验。	
P：你是否感觉喜欢抱着他？	
C：相比挣开拥抱，应该是不想放开吧。	
P：好的。	花一点点时间在拥抱后的时刻，之后移到下一个场景。
C：因为曾经那就像"好了，拥抱，快点，让开"。而（如今是）真正享受拥抱，去感受它，不是敷衍了事赶紧逃开。	

对拥抱的描述大约用时 3 分钟，比拥抱这个动作本身所需时间长得多。在此期间来访者的面容、声调都发生了可见的变化，这表明描述激发了某种

可被感知的体验。这不是"意外"描述。如果没有仔细地设定场景,帮助来访者置身于她的日常生活中,这样的细节无法得以呈现。

要点

- SFBT 中对更好的生活的创造性愿景,已经从可选的元素转向过程中的关键部分。
- 目的是直接治疗——通过从细节上探索美好未来的体验来"延展世界"。
- 奇迹问句中最重要的词语不是奇迹——而是"假设"。在假设二字之后的一切都发生在假设世界里。
- 假设世界,是奇迹发生后的世界,就像来访者的一个平行宇宙,在那里许多事情都非常相似,同时有一些事情则大为不同。
- 奇迹问句或其他未来问句在这个平行宇宙中开了一个洞,来访者和执业者可以通过这个洞来探索。
- 一旦踏进平行宇宙,执业者的角色是从来访者自身及相关他人的视角去扩展来访者的描述细节。
- 这些都不是关于如何到达奇迹发生后的世界——而是关于已经这个世界的探索。当然,随着对话的进展,来访者可能开始形成潜在行动的想法。

参考文献

de Shazer, S. (1988). *Clues: Investigating Solutions in Brief Therapy*. New York, NY: W. W. Norton.

Pullman, P. (1997). *The Subtle Knife* (His Dark Materials, Vol. 2). New York, NY: Scholastic.

SFBTA. (2013). *Solution Focused Therapy Treatment Manual for Working with Individuals*. 2nd version (2013). Retrieved from http://sfbta.org/PDFs/researchDownloads/fileDown loader.asp? fname = SFBT_Revised_Treatment_Manual_2013.pdf

第十一章

实例画廊：与更好的未来连接的实例

人们常说焦点解决短期治疗（SFBT）及其相关的实践是非常聚焦于未来的。确实，如我们在前面两章中所了解到的售票处（对未来的最佳期待）和未来画廊（用细微的互动细节探索更好的未来）。不过，过去和现在也占有一席之地。

"焦点解决（SF）的过去"是已经发生的元素，为想要的未来描述提供支持与联系，不过，它的强大贡献有时被低估了。也许它的地位发生了变化，在早期 SF 工作中，它曾经是中心原则。如今，奇迹发生后的一天闪耀着美丽的光芒，而它则屈尊一旁，成为黯淡无光的丑姊妹。它是我们工作中一个非常灵活的成分；当我跟组织机构合作时，人们非常习惯于展望未来，却很少去探寻过去有哪些行之有效的方法。

在本章中，我们要探索针对过去和现在事件的实例描述，在焦点解决工作中如何发挥关键作用。一种重要的方式是使用评量问句，不过，还可以运用其他方式把注意力带到被忽视的潜在事件上，因为那些事件在延展来访者的世界及带来新的行动可能性中同样扮演着关键角色。使用评量问句并不新鲜，我们可以使用它们来创造延展世界的细节，这更像是一种实践的延伸。

把量尺作为一个强大的起点

"在 1~10 分的量尺上"和奇迹问句一起，几乎成为 SFBT 工作的同义词。和奇迹问句一样，评量问句在焦点解决的场景中出现相对较晚。史蒂夫·德·沙泽曾告诉我（Norman, McKergow & Clarke, 1997），他是通过观看茵素的工作学会使用评量问句的，而茵素是从短期家庭治疗中心（BFTC）治疗门诊的来访者那里发现这种谈话方式的。可以确定的是，把事情置于一个10分量尺上的想法和案例在20世纪70年代末就有了，也可能更早。这一方式形成了达德利·摩尔和博·德里克（Dudley Moore & Bo Derek）领衔主演的《布莱克·爱德华》（Blake Edwards）这部电影的基本假设；摩尔饰演的角色有个（现代标准认为是无礼的）习惯，那就是给他在街上遇到的女孩们用一个10分量尺打分。他看到了博·德里克（Bo Derek）饰演的角色然后立马给她打了11分——这一片段为后面的浪漫喜剧设定了开头。

茵素和德·沙泽在20世纪90年代早期将量尺开发成较为复杂的概念，这一概念的发展在SF的经典论文《让数字说话（Making Numbers Talk）》（Berg & de Shazer, 1993）中达到顶峰。这篇论文于2012年被重印在《互动（InterAction）》杂志中，值得在网上找来一读。在轻松完成不同哲学传统下语言如何工作的综述后，他们用维特根斯坦认可的后结构化的观点收尾：一个词语（或数字）的意义是在每一个背景中参加谈话者之间重新协商出来的。其目的不是处理数字，而是注意到细小的差异和不同。

这是个关键性的突破。当我们询问评量问句，来访者回答一个数字，比如说，"3"。我们完全不知道这意味着什么，除了只知道"它比10低但比1高"。所以，我们需要通过询问更多问题来找出答案。（当然，我们是真的在帮助来访者发现这些数字是什么意思，并且去倾听它们在说什么。）这与做数学计算无关，也与通常的数值关系的逻辑无关。所以，"5"，并不是"到达一半"（无论来访者可能说什么）。某个人的"6"可能还不如另一个人的"2"好。一个团队里回答的"3""3""4""6"并不能加起来算出平均数"4"（运算规则在这里没用），它们只是4个不同人手中4把不同的量尺。

这些数字并非量尺上真正的秘密。它们是一段对话的起点。令人好奇的是，绝大多数来访者都能清晰且轻松地把自己放在量尺上某个位置；并且在这样做之后，他们也会相当满足地接受后果——他们（暂时）不在10分的位置，也不在量尺的最末端。后面一个分数，量尺是从0还是1起步，是SF执业者们在酒吧里最常见的重大谈资，有人喜欢0，有人偏爱1。两者在实践中看起来并没有太大区别,虽然精神病学家阿拉斯戴尔·麦克唐纳(Alasdair Macdonald)博士告诉我,他给有严重精神障碍的患者 0~10 分的量尺,以防万一给了他们 1~10 会显得在一开始就过于乐观。有些国家使用别的量尺或数字;越南的规则是 1 代表最高分,10 代表最低分。从负数开始往上走的例子也是有的。

这一切都使 SF 评量与现有的许多心理评估量表不同,例如(从数百个例子中随机选取的)进食障碍问卷 ED-15(Tatham et al.,2015)。这些工具通常都带着"仅限心理学专业人员使用"的标签,并且有更多细节性的问句,每个问句都有关于每个分数应当意味着什么的描述。这些评量被设计用来在不同人群或来访者之间做比较。这和 SF 的评量完全不是一回事。来访者说数字是什么意思,它就是什么意思,除了来访者和执业者在对话中创造出来的描述符之外,没有其他描述符,而且这些含义很可能在对话结束时就消失。(我们可能发现在后续的对话中量尺再次被使用……但是那时它已经不再是同一个量尺了)。

设定一个 SF 量尺

设定量尺很重要的一件事:量尺的两端必须被定义。如果你没有这样做,问句基本上就没有意义。因此,"在一个 1~10 分的量尺上,你在哪里?"要由来访者来回答,但是用他们自己的量尺——而你并不知情!执业者学会了要通过定义两端来设定量尺:

> 让我们想象一个从 1~10 分的量尺,10 分是[X],1 分是[Y]。(看向来访者,得到一个确认的点头或接受。)你认为,此刻你在量尺上的什么位置?

10 分总是指代更好的地方。[Y]可以被定义为"什么也没有发生"或类似的表述。问句当中量尺的两端都得有,这是有意义的。在入门课程中,我常被问到"如果他们说是 1(或 0)分怎么办呢?"在实践中这很少发生,不过我依然可以给一个答案；问他们是怎么应对的，或者他们怎么能在如此艰难的情形下继续前行。有什么是有帮助的？有些人会把量尺的底端设置得不太合适，比如"1 分代表事情太糟糕了，早上你连床都起不来"。然而我们知道他们起床了，所以 1 分不可能是那样。但这也挡不住偶尔有来访者要这样回答，这通常意味着他并没有真正地思考，或者是你的量尺设定得不够好。

要留意的另一个点是在问句的最后："此刻（right now）"。我发现一开始就说明白这点很有帮助：这是我们现在正在谈论的——哪怕会话很快将要转向过去。这会鼓励来访者花点时间向内看，凭直觉回答他们此刻的位置。无论他们说什么，都将是开启本次对话下个阶段的有用开头。

当然，简单地使用一个评量问句并不构成焦点解决的对话。下一个问句才有这样的作用。一个（非焦点解决的）同事倾向于问："你为什么不在 10 分？是什么阻碍了你？"他是带着好意这样去问，试图激发来访者鼓励他们审视自己并努力克服障碍。这不是我们的方式，即便这样做偶尔会有效果。SF 评量的下一个问句是"你怎么会那么高而不是更低呢？"

进步量尺/奇迹量尺

这大概是 SFBT 工作里最常用的。奇迹发生后的那天，或是未来画廊里描述的那天，是 10 分。1 分是相反——什么也没发生。你认为，此刻你在哪里呢？

当然，来访者可能要花点时间去思考。和奇迹问句一样，需要等待。不要再问一遍，让他们去想。如果这对他们来说是个新问句（通常是的，尤其是你们刚刚谈论了期待、计划和未来描述）。他们可能需要一点时间来思考和总结。

然后我们以"你怎么会那么高而不是更低呢？"或其变体问句继续发问。乐趣就此开始，我们可能得到五花八门的回答。有些回答可能是与"此刻"有关，另一些可能与发生在过去（通常是相对新近的）的事情有关。许多执业者喜欢先列出一份清单，然后再拓展它们，从而进一步延展来访者的世界。也有一些执业者在听到第一个实例时就进一步展开它，然后再回头寻找其他更多内容。我们再一次以各种组合形式来使用建构描述的问句；唯一的区别在于，这次它们以适当的措辞表达过去：

- 你是怎么做到的？
- 这有什么不同？
- 这给[某人 M]带来了什么不同？
- 发生[X]的最初微小迹象是什么？
- 还有谁注意到[X]发生了？他们注意到了什么？
- 当[某人 M]注意到你在做[X]的时候，他/她做了什么？
- 对此你做了什么回应？
- 还有呢？
- 接下来又发生了什么？

和在未来画廊里一样，这些建构描述的问句有助于勾画一幅充满细节的实例图像，来访者身处中心，并酌情引入其他参与者和视角。请参阅本章末尾的案例展示，说明这在实践中是如何发生的。

进步量尺上的其他分数

在第一个实例中，我们从来访者说的他们现在处在哪里开始。一旦探索了这一点，就可以开始审视量尺上不同的分数：

在这个量尺上，你曾经达到过的最高分是多少？

这是一个宽泛的问题。这是请来访者从时间上回溯，看一看过去曾经"更好"的事件或经历。虽然它可能对来访者而言有一点吓人，牢记着我们偏爱小而可见的细节，有些执业者会喜欢选用下面这个问句。

在这个量尺上，你最近达到过的最高分是多少？

这是又一次请来访者从他们最近的经历中梳理，并找出一个在某相关方面突出的例子。和通常一样，这个问题又会需要花点时间，所以等他们想一会儿。然后你们一起构建对这些时刻细节上的互动性的描述，每个人是如何参与其中的，他们注意到了什么，等等。一如既往地专注于构建细节，让来访者自己找出相关的联系。

什么算"足够好"了？

奇怪的是，绝大多数来访者实际上并不需要达到10分才能感到满意和继续前进。量尺上另有一个点可以被标记为"足够好"——至少这件事不再是一个问题，在日常生活的起起伏伏中占据了一席之地。我经常听到对这个问题的回答是"8"，不过，当然我并不知道它意味着什么。我们不常与来访者探索这个问题，但对来访者来说，听到自己说这句话是有帮助的——它似乎以某种方式减轻了压力，并且把更多关注放在现在和即将到来的未来上。

你在量尺上达到(N+1)的最初迹象是什么？

这实际上是一个非常有用的问句。我们在礼品店章节会再次遇到它。当然，这个问句不是关于过去，而是关于不久的将来。现在请留意，这不是"你要做些什么来达到量尺上的(N+1)"；我们在这里针对迹象工作，把迹象与行动的可能性联系起来。来访者将决定自己的行动。

量尺的其他形式

SF量尺是非常灵活的东西——从一个数字开始，来访者生活和经历的许多方面都能以一种聚焦的方式被带入对话。这里还有几种常见的可能性，以及如何使用它们的一些想法。这些并不都与实例画廊相关，我们将会在会谈中进一步详细说明。

奇迹/未来的不同层面

当未来的不同方面或是奇迹发生后的那天出现时，为每个方面创建单独的量尺是可能的(有时是可取的)。例如，如果来访者看到他们自己外出更多而吃得更少,可以对每一面都设定一个量尺并且有不同的分数以及后续的问句,为两者都建立描述。例如,如果来访者认为自己出门多了,吃得少了,就可以为每一种变化制定不同数字和提问顺序的量尺,以构建对两种变化的描述。我通常不这样用,除非对来访者而言,把奇迹画面作为整体来探索会带来一些压力或冲突。有时候应该被分别处理的事情会被放在一起;有时候应该被一起处理的事情又会被分开。

在我的工作经验里,当我与职场团队或组织机构一起工作时,这种策略会经常发挥作用。房间里有10~20人,请他们围绕未来图景的不同方面分组,这既有助于人们参与到他们想做的事情中,又有助于迅速分工。我发现,我能够轻松带领所有小组同时面对同样的评量问句,并且同时处理这个问题;问题虽然是一样的,但讨论是不同的。

不同的感知

问来访者,他们认为其他人会把他们放在量尺上哪个位置,这样的情况也是有的(虽然不经常)。当然,量尺必须得适合,所以如果有一个量尺是关于"重返学校的准备度"(即来访者想要回到学校),执业者可以询问,老师或父母在量尺上可能会给来访者打几分。接着就是常规的例行程序,比如为什么分数会这么高而不是更低,还有呢,等等。关键是将其他合理的立场带入对话,也许还可以鼓励来访者从他人的视角看待事情。

这不同于请来访者把其他人放在量尺上打分。问"你会给'讨厌的权威人物'在量尺上打几分"是毫无意义的,因为这不是他们的量尺。这还会招致抱怨和指责性的讨论——这恰恰是我们要避免的,我们更注重聚焦解决方案的对话。

信心量尺

我发现在少数情况下我会拿出信心量尺。它们跟现在艺术画廊和礼品店联系更紧密一些,不过也能作为实例描述的好开头。这个量尺不是有关进步的,而是跟来访者的信心相关:取得进步的信心,对做他们想要做的事情的信心,成功解决挑战或计划的信心。在设置量尺时,执业者需要从这些选项中选择一个，以便清晰地定义量尺。

信心量尺的好处在于，它可以把许多不同但相互关联的方面集中在一个量尺上，并在此时此地进行讨论。这对正在进行的计划尤其有利，可能需要花点时间才能取得成果。如果来访者在信心量尺上有 9 分，我们可以开始问是什么让他们到达这里而不是更低的点，这可能引发对过去和现在的描述。这可能是停止治疗的前奏，如果来访者知道他们计划要做什么，并且相信这对他们有帮助，那么他们会重新获得对生活的掌控，感觉有能力活出自己的人生，而无须专业人士的帮助。在接下来礼品店的章节中我们会更深入地研究信心量尺。

正轨量尺

正轨量尺是前面描述过的信心量尺的变形。在来访者的未来中，会期待有些事情能够发生。在 1～10 分的正轨量尺上，10 分是"完全在轨道上"，而 1 分是什么进展都没有，那么他们在正轨量尺上能打几分？和信心量尺一样，正轨量尺的优势在于，可以将未来的各种不确定性带入此时此地。我或许不知道自己能否考上大学，是否有一段幸福稳定的婚姻，或能否出版一本小说，但是我会知道今天我的进展如何。接下来的内容也是一样的，你怎么会达到这么高的分数而不是更低分，还有呢，还有呢，等等，并基于任何回应构建描述。

没有数字的量尺

SF 量尺的天才之处在于，即便我们不知道每个数字对于来访者意味着什么，但我们知道 5 比 4 好。量尺的目的是帮助来访者区分细微的不同和变化。长期以来，这是短期治疗的一个关键方面，量尺简洁而务实地做到了。因此，除了使用量尺中的数字，还有其他的替代选择，但这些方法必须达到同样的目的——在意义上是开放的，同时对于什么是更好的，有清晰的定级。

这些技巧往往用于儿童以及很难轻松使用数字的人。也许最简单的策略是在一张纸上画一条线，一端写上"更好"，另一端写上"更糟"，甚至可以画上笑脸和哭丧的脸。来访者只需在线条上简单标注一个点，表示他们现在的位置,然后对话顺势便开启了。(还可以请来访者自己画一条线,一方面是为了邀请来访者参与进来;另一方面也符合我们的期待:如果可以,尽量避免夺走来访者的控制权。)还可以在量尺上做其他标注来表示"稍微好一点点"(就像 N+1)、足够好、上周二情况比平常更好一点的时候你在哪个位置,等等。

也可以使用梯子的图片,用梯级表示量尺上的分数。房间里的空间也可以使用,一面墙代表想要的未来,对面墙代表"最糟糕的状况";邀请人们站在他们认为情况所处的位置,并且通过向前进或向后退来探索不同。(我经常在团队中使用这种方法,它吸引人们四处走动,不同人之间清晰的差异当下立现,还能为进一步探索打下基础。如果老板认为我们在 8 分,而绝大部分团队成员认为是 3 分,那么接下来会有一些有趣且有成效的讨论)。

几乎任何东西都可以用作量尺,只要:

- 两端分值是有定义的。
- 我们清楚哪一端代表"更好"。
- 来访者决定自己在哪个位置上。
- 每个人都知道,量尺上的数字本身不是目的,而是一项新工作的开始——在走向未来之前,先描述过去(和现在)有用的实例。

案例:杰克(Jack)感觉到被真正地倾听

来访者杰克是一名 17 岁的学生。家庭氛围紧张;妈妈两年前去世了,爸爸似乎对杰克的身份认同以及穿女性化服装展示自己感到不适。这些因素在逐字稿里并没有太多出现——这正是 SF 工作如何把关注点从问题上转向其他事情上的又一个例子。来访者的最佳期待是"感到被恰当地听到了"。执业者帮助来访者创造了一个对未来的描述——基于奇迹发生后的那天,最好的期待得以实现,包括跟爸爸和姐姐有了更好的互动。50 分钟的会谈进行到大约 35 分钟时,执业者完成了对未来的描述,然后使用量尺进入到对过去和现在的探索:

对 话 逐 字 稿	点 评
P：我要问你另一个问题，我们刚才描述的奇迹那天，比如说那是量尺上的10分，而0分是相反的情况。你把自己放在量尺上几分的位置呢？	
C：我，我可能到——啊，有点难，我可能到6分，我觉得。	来访者在努力回答问题的时候，执业者等待着，给予空间，而不是跳进去"帮忙"。
P：好的，那么是什么让你打6分而不是5分或者更低分？	
C：我想我们，呃，有点朝着10分去了，因为可能有些日子我姐姐会感觉好一些。而且我猜想，我和爸爸都会感觉更好一些，因为那对我们来说是个大的担忧。	开始是一个比较含糊的回答，执业者睿智地接受了，并让来访者继续。
P：嗯。	一部分是为来访者的话提供理解的基础。执业者在这几句中给出了比较频繁的回应。
C：所以我们能够放松一下，在附近逗留，诸如此类，然后……	
P：嗯。	
C：有些日子会是那样，你知道。	
P：嗯嗯，那么在那样的日子会有什么不同呢，杰克？	执业者听到有些更好的日子，想要探索这些日子里的不同。
C：呃，我想是我的……嗯，基本上，我认为我姐姐自己也会感觉好一点。	"姐姐感觉好一点"。
P：嗯。	
C：而且我和爸爸也能够放松，不必担忧……	"我和爸爸"。
P：嗯。	
C：——为她。嗯。	
P：是的。	这里的交谈有大量的重叠，教练在夯实来访者的语言，并且鼓励他继续。
C：——而且只要知道她感觉更开心一点——	
P：嗯。	
C：——她自己，还有——	

续　表

对　话　逐　字　稿	点　评
P：嗯。 C：——你知道，就是更放松一点点，我认为。 P：嗯。你知道在这些日子里，她有什么不同吗？ C：不知道（叹气）——不。我想那正是我试图要——	执业者让来访者在这里努力厘清这些事情，因此没有很快接纳这个"不"。
P：嗯。 C：——跟她讲话然后解决好，我想，此刻，我，呃，我不知道。	
P：嗯。 C：另外，我知道它就是——我多少听说过这种事，一般来说就是它一会儿更糟了，一会儿又好些了。	来访者承认有好一些的日子，这是值得注意的，虽然还需要有更多细节。
P：嗯，好的。 C：但我不知道可能继续会发生什么。	
P：嗯。 C：嗯，你知道，我已经尽我所能去帮忙了。	啊哈！给到一些空间，来访者说他已经做了一些事情。
P：嗯。 C：而且她，你知道，他们准备好的时候可以告诉我。	
P：还是在你姐姐感觉好些的那些日子里，你刚才描述说你和爸爸会打趣一会儿，跟我说说说那个。	第一个聚焦于某个时刻的问题。执业者已经注意到来访者说的关于他姐姐感觉好一些，来访者和爸爸能够放松一下。杰克和爸爸"打趣"是在未来谈话里提到过的。执业者现在要询问更多细节……
C：我想，你知道，它就是这个，它是，它是一种有点轻松的感觉。	
P：嗯。 C：——而且它很舒服。你知道，就像昨天麦克斯（Max）来的时候，呃，他有了一辆甲壳虫车，他有点儿——他出门去买了那个，而且他只是——	麦克斯是杰克的一个朋友，刚买了一辆车，并且和杰克的爸爸谈论他的车。

续　表

对　话　逐　字　稿	点　评
P：很酷。	
C：他就一直在谈论那个，我觉得很有意思，因为他一直在跟麦克斯谈那些很不一样的事情，我以前从来没听说过的。	这里全是来访者谈到的"轻松的感觉"…… 这里的"他"是指爸爸…… "我以前从来没听说过的事情"。
P：是的。〔大笑〕	
C：而且我也很有兴趣听这些不一样的事情，关于怎样，你知道，一位上年纪的女士曾经一度拥有它之类的事情，所有这些事情我都很感兴趣。	
P：是的。	
C：呃，而且我还看得出他对此感到很骄傲，而且我们很高兴能分享那些，我猜。	"感到骄傲"。
P：是的，是的，是的。	
C：这感觉很好，你知道，看到了某些他真正感到骄傲的东西，我认为。	
P：是的，是的，所以看到某些他感到骄傲的东西，并且听到那些你以前从来没听说的事情……	执业者再次使用来访者的语言，并开放式邀请他继续。
C：对。	
P：好，那给你带来了什么不同？	另一处"那带来了什么不同"问句，连接爸爸、麦克斯和车与来访者之间的互动。
C：那让我感到有一点儿，一点——一点儿更亲近，我觉得。	
P：嗯。	执业者再次鼓励来访者继续，虽然我们并不确切知道会引向哪里。
C：开始有点那样了。而且——	
P：嗯。	
C：——就那种愉快的感觉，我们可以分享事情，我认为，就是——	
P：嗯。	
C：还是，那种有点儿积极的感觉。	

续　表

对　话　逐　字　稿	点　评
P：嗯。	
C：我认为所有的这些事都有点带回到那个，就是有点在家里的美好氛围，我觉得。	"一种在家里的美好氛围"。
P：是的，一种在家里的美好氛围，是的，是的。那么，你觉得还有什么让你打了6分而不是更低分？	执业者使用最后一句有关短语总结了并问"还有什么？"以期寻找其他例子。
C：我想我们不是，呃，——我想我认为我们所有人都有了一种处理事情的方式，我想——	
P：嗯。	
C：——也许我和爸爸比姐姐要多些。但是我们已经找到某些方法或者某个我们可以去交谈的人，我们能够处理好事情。	"某些方法……某个我们可以去交谈的人……"。
P：嗯。	
C：而且我认为事实是我们能够做到，哪怕我们没有相互谈论过——	
P：嗯。	
C：我们能够继续前行，还有——	
P：嗯。	
C：——没必要——不，不要让它影响，但是，呃，不——我不知道怎么说——不是那种明显的担忧——	
P：嗯	
C：——用其他人那种方式——呃——	
P：所以你有其他的方式，你知道，有人可以去谈而且去——是的。	执业者回放了"方法，去谈谈的人"
C：应对的方法，我想是。	"应对的方法"
P：应对的方法，嗯，好的。	理解的基础……
C：是的。	理解的基础……

在这段非常短的对话中，令我印象深刻的是，执业者给了来访者大量的空间探索和思考，同时全程持续地提供语言上的接纳并夯实理解的基础。来访者有点犹豫不决，这是很正常的，因为他在以一种新的方式思考过去的

事情，并且在新的语境中去"感受被恰当地听到"。执业者很有耐心地倾听来访者的关键词，然后反馈给他，并为来访者提供补充和扩展的空间。在这个场景中，无须太多深挖，来访者自发地产生了大量的细节；在其他的场景中，执业者可能需要更多的聚焦，使用简短的构建描述问句，比如"这会带来什么不同？"或"还有呢？"

当然在此刻，我们不知道这些对来访者意味着什么。采用"延展世界"的视角，在下一次会谈（或者来访者打电话来说情况变好了，他们不需要再来了）到来之前，我们不太可能知晓这些。这个会谈还有几分钟就要结束了，我们稍后在书中会看到它是如何收尾的。

要点

- 实例画廊包含对过去和现在发生的事件的描述，这些事件与来访者的期待、计划和想要的未来相关且起支持作用。
- 从1~10分的量尺是进入这部分工作的一个好的方式；来访者几乎总是告诉自己，情况并不是最糟糕的，因而可以寻找到似乎有帮助的那些事例。
- 量尺的价值不在于数字本身（它对来访者而言，是非常个人化且情景化的），而体现在后续的会谈中。
- 这些事件可能是微小的、短暂的，甚至是稍纵即逝的，但它们可以通过构建描述问句扩展为更具吸引力和相关性的体验。
- 探索量尺上不同的分数是很有趣的；你现在在什么位置，过去情况比较好的时候、曾经最好的时候、当这些不再是一个问题而表现为"足够好"的时候，你在什么位置。
- 可以使用不同的量尺，包括未来的不同方面的各个量尺，不同人的视角量尺，信心量尺和正轨量尺。
- 量尺不需要使用数字，只需要把两端定义好；每个人知道"更好"在哪里，来访者可以自行选择他们在哪里。

参考文献

Berg, I. K., & de Shazer, S. (1993). Making numbers talk: Language in therapy. In S. Friedman (Ed.), *The New Language of Change: Constructive Collaboration in Psychotherapy* (pp. 5 - 24). New York, NY: Guilford Press. Retrieved from http://sfwork.com/resources/interaction/06Berg_de-shazer.pdf

Norman, H., McKergow, M., & Clarke, J. A. (1997). Paradox is a muddle: An interview with Steve de Shazer. *Rapport*, *34*, 41 - 49. Retrieved from http://sfwork.com/paradox-is-a-muddle

Tatham, M., Turner, H., Mountford, V. A., et al. (3 more authors). (2015). Development, psychometric properties and preliminary clinical validation of a brief, session-by-session measure of eating disorder cognitions and behaviors: The ED-15. *International Journal of Eating Disorders*. ISSN 0276 - 3478. https://doi.org/10.1002/eat.22430

第十二章

礼品店(The Gift shop)：带走点什么？

焦点解决短期治疗(SFBT)艺术画廊的最后一个元素出现在来访者和执业者结束会谈之际。在此时，来访者有机会回顾这次会谈，做出评估并决定从会谈中带走些什么作为提醒。在 SF 的艺术画廊中，就像生活中一样，唯有参与，才有体验可言。我们常说"变化总是在发生"，因此，来访者在离开时，在某种程度上发生改变是不可避免的。然而，如果到目前为止，来访者的体验是有用的并且相关的，那么来访者很可能会带走一些他们可以在日后使用的东西，以积极的方式记住这次经历，并在此基础上去建构，经由这样的做法进一步推动改变的发生。我们称为"当下的礼物"。

这意味着把会谈聚焦于现在和不久的将来。来访者或许已经踏上了一个短暂的旅程——在售票处形成计划，描述一个更好的未来(也许是奇迹)，在细节和相关性上达到新水平的过去或当下的场景。随着会谈临近尾声，来访者开始准备踏入他们拓展的世界并重新体验。这是必然会发生的，执业者也可以通过各种方式帮助来访者为接下来的步骤做好准备。

从任务到总结

从会谈的结束方式，可以最为清晰地看到 SF 实践的变化。在早期，执业者从心智研究所(MRI)短期治疗传统(Weakland, Fisch, Watzlawick & Bodin, 1974)中获得灵感，而 MRI 则借鉴了家庭治疗方法(Satir, 1964)。会谈房间里的执业者是一个更为庞大的治疗团队的一员，团队其余成员从单向镜后面观察整个会谈过程(他们可以看到来访者和执业者，但对方看不到他们)。这样做的思路是,这些外部观察者可以从不同的角度来审视,并可以针对要说的话、要问的问题以及要采取的干预措施加入自己的想法。在会谈结束时,执业者会与单向镜后面的团队商议,他们会共同形成会谈结束时的信息,其中包括给来访者的任务。

对于 MRI 做法而言,这一步颇具挑战性;这一任务的根本在于,来访者需要停止做他们一直努力在做的事情,这似乎是违反了直觉的,因此需要做好"销售工作"。其设计目的通常是为了打破(至少是中断)导致问题的行为模式,就像出现在史蒂夫·德·沙泽(Steve de Shazer)早期作品(de Shazer,1975)中的车库水枪大战(squirt-gun-fight-in-the-garage)。

在短期家庭治疗中心(BFTC)成立之初,德·沙泽和茵素(de Shazer & Berg)采取了与来访者合作的模式(de Shazer,1982)。他们认为首要的工作不是对来访者预判,而是与来访者建立合作关系。其中一种方法是观察会谈(仍然从单向镜后面进行),看一看来访者做了什么值得赞美的事,然后在安排任务之前先赞美几句。赞美本身就是一种强有力的干预;来访者一般都会点头称是,会以更好的心情来接受随后交代的任务。在早期阶段,首次会谈格式化任务(Formula First Session)是在邀请来访者留心在生活中他们想要保留的东西(这本身就是一种强有力的注意力再定向)。

赞美的作用

赞美是 SFBT 实践发展过程中持续时间最长的独特元素之一,虽然在实践过程中,赞美的表现形式各不相同,但它至今依然在沿用。这并不奇怪;在各行各业,真诚地表达赞美是强有力的举动。要做到这一点,首先必须要花足够长的时间关注对方,找到值得赞美的点,然后再用恰当的方式表达出来,以便能够被来访者接纳,并能够帮助正在经历艰难斗争的来访者产生新的认识。在我与管理者和领导者的合作中,通常的做法是,让管理者发现并纠正错误,而不是关注好的行为,我们的关注偏向本身会带来重要的影响。日本有些公司已经将整个变革计划建立在他们称为的"好的信息"(OK-messages)基础上。

弗兰克·托马斯(Frank Thomas)(2016)调查了 SFBT 中赞美的不同

用法。多年来，执业者直接使用赞美来介绍来访者所拥有的优势、个人资源、有益的品质，以及与他人的合作等。这些是执业者的一种公式化表达（在微观分析术语中），是他们个人观点的陈述，他们希望来访者能够接受这些赞美，因而可以在对话中建立理解的基础。典型的赞美可能是这样的：

执业者："嗯，我一直在思考你说的话，在我看来你很坚持，为此你已经努力好几个月了，你不仅没有放弃，反而决心更加坚定了。"

来访者："唔……是的……谢谢你。"

在谈话中来访者自己没有说"坚持"或"坚定"这样的词，但是这些词已经成为这个故事的一部分。这个简单的赞美举动会产生各种各样的效果。来访者可能开始以不同的方式看待自己。他们也可能在生理上做出反应。芭芭拉·弗雷德里克森(Barbara Fredrickson)(2001)的"拓展与建构理论"研究表明，积极情绪、放松状态以及用新的方式看待问题的开放思维之间存在相关性。值得注意的是，在 SF 工作中，我们并没有明确地谈论"积极情绪"，而是把来访者视为是足智多谋、善用资源的人。不过，有很多来访者反馈，SF 的谈话方式让他们感觉更好——无论这到底意味着什么。此外，BFTC 团队在开展一个截然不同的实用主义研究项目时，通过实践发现了赞美的力量，这比弗雷德里克森(Fredrickson)早了 20 年。

一些 SFBT 执业者(Korman, Korman & Miller, 2020)将赞美的实践和卡罗尔·德韦克(Carol Dweck)(2006)的研究结合起来运用。简而言之，德韦克发现，选择接受"成长型思维模式"（智力和能力均可培养）的人，往往会比抱持"固定型思维模式"（他们认为智力和能力自出生以来保持不变）的人更努力自助。那些拥有固定型心态的人把成功看作是他们天生能力的产物，而从成长型心态的角度来看，努力和坚持更为重要。遵循这种思路，赞美来访者的努力而非成功，因为努力工作、积极尝试、坚持不懈、不厌其烦，可能比仅仅赞美来访者的成就和成功能产生更大的影响。

有些执业者则避开了这种直接的赞美。另一种把欣赏的力量带入到对话中的方法是让来访者自我赞美，比如问他们在谈话中是如何看待自己的，甚至可以问他们，一位值得信任和尊敬的重要他人（比如祖父母/导师/老朋友）是如何看待他们的。在这里，谈话通常进展很缓慢——这些都不是简单或常见的话题，来访者可能需要沉思，对此我们应该有心理预期。跟之前一样，执业者可以做的是给予空间、保持耐心，特别是当他们开始得出跟之前谈论的截然不同的结论时。

另一种形式的赞美是间接赞美。认真对待来访者的话语，特别留意他们取得的进步（即使在外人看来可能是非常微小的进步），并询问他们是如何做到的，其他人注意到了什么。这些对微小进步的关注就是对来访者的一种肯定，也是对其改善生活的能力的肯定。我们在下一代的SFBT中看到的欣赏性总结，运用的就是这种方式。

欣赏性总结

随着SF的迭代发展，赞美和欣赏仍然是其重要的组成部分。不过，赞美和欣赏的运用方式正在发生变化。首先，由于我们现在将整个谈话视为是"干预"，因此不需要明确地给来访者分派任务。因而，既然没有需要接受的任务，那么也就没有必要让来访者进入接受任务的状态，因此，在会谈结束时，也就不需要进行一连串的赞美。不过，促进合作的方法依然贯穿于整个会谈中，执业者依然要认真倾听来访者的优势，以及来访者曾做过的值得被肯定的事。

因此，我们可能会看到执业者在会谈的不同时段形成"欣赏性总结"，而不是一系列赞美性陈述或公式化表述。欣赏性总结首先以来访者的关键词为基础，而向来访者反馈此类欣赏性总结，可能是为了强调其重要性而形成理解的基础，并且，当从一项描述转到另一项描述，或从一个画廊转移到另一个画廊时，这些欣赏性总结可能有助于将内容整合在一起。因此，欣赏性总结是以一种欣赏的立场给出去的，因此依然有足够的空间来传递这样的信息：执业者不仅仅是在形式上做到赞美，而且是把来访者看作是一个有能力在他们期待的方向上建设自己生活的人，是有足够的个人资源去实现它的人。这样的立场是SF实践的关键部分，它常常构成谈话的背景；如果执业者认为来访者没有取得进展的希望，那么询问更好的未来和曾经的例外就毫无意义。不过，随着执业者不断关注来访者对未来的期望和他们的努力，这一立场就会愈加凸显。请记住，我们不是试图为来访者"东拼西凑"，而是要进行总结，为了记住关键要素，为推动新的改变奠定基础。

微小的进步迹象

对微小的进步迹象进行充分的讨论，很可能会为会谈带来新的进展。我们希望对话中充满了对小细节的谈论，在对未来和实例画廊的描述中，甚至在售票处会有这样的问句："下周可能会有什么迹象，表明我们的谈话对你是有帮助的？"如果有这样的细节，那就意味着来访者的世界可能已经被充分扩展，在这里有了行动和参与的新可能性。在会谈结束时，还有一个关键的建构时机：在接下来的几天里，能被注意到的微小的迹象。这些迹象偶尔会成为来访者新视角或优先级的一部分，也会成为基于过往经历构建的一部分。

再高一分

一个非常简单但有效的方法，就是在评量问句后，来访者给出评分 N，然后在 N+1 分上进行讨论。你可能记得我们前面的举例，在会谈中我们会用 1~10（或 0~10）来形成一个量尺，我们最常用的是进展或奇迹量尺，其中 10 分代表奇迹发生后的第二天或更加美好的未来的描述，而 1 分则相反，表示上述情形都没有发生。我们把来访者对评量问句回答的分数称为 N（可能是 3、6、1、8 或其他任何数字）。接下来，我们可以和来访者讨论为什么分数会这么高而不是更低，过去什么时候情况会更好一点，等等（如前一章所讨论的）。还可以通过以下的问句方式，把谈话带到不久的将来：

"你注意到的第一个微小迹象会是什么，代表你已经达到（N + 1）了？"

这个问题看似简单，但措辞非常精确。第一，这是一个假设——问题绝非是关于是否会有迹象，而是迹象会是什么。第二，它要求来访者注意到一些迹象，而不是他们会采取什么措施。这些迹象可能是他们正在采取的行动，也可能是他们注意到的事情——这由来访者决定。第三，问题针对的是微小的迹象——引导来访者把注意力放在微小和可达成的迹象上，而非大而遥远的迹象。第四，问题关注的是(N+1)的迹象，而不仅仅是"更好"的迹象。

步骤、迹象或者两者皆无？

我花了一段时间，才区分清楚来访者的下一步行动和事情好转的微小迹象。在我 SF 职业生涯初期，我非常关注来访者离开时所带走的下一步行动，即便是他们自己选择的事情，而不是我交给他们的任务。现在从延展来访者世界的角度，我可以更清楚地看到这个过程是如何运作的；我们鼓励来访者做出不同的反应，并以一种让来访者为自己行为负责的方式来做。维护来访者自主权的价值在 SF 圈中根深蒂固，我们将在最后一章进一步讨论。来访者在会谈结束后可能会做的事情对其而言似乎水到渠成——因为这些行动是在延展世界中的"正常"行动，而不是问题世界中不寻常和困难的行动。

我们可以在一个从指导性到暗示性的范围内，来探询接下来会发生什么：

- 执业者告诉来访者该做什么（例如，出现问题时来一场水枪大战）。
- 执业者可以泛泛地向来访者建议他们可以做的事情（"继续做有效的事情"或"留意事情好转的时候"）。
- 执业者询问来访者下一步可能是什么（一种"教练"取向的方式）。
- 执业者询问来访者微小的进步迹象（聚焦于不久的将来，但不一定是行动）。
- 执业者询问来访者对进展的信心（以下将详细说明）。
- 执业者什么都不谈，认为前面会谈中所讨论的内容已经很充分了。

上述所有方式在实践中都有用到，(除了第一个之外)都是当前 SF 疗法的一部分。而且近年来，发现 SF 执业者在这个范围内向更为细节化的讨论发展。最后一个方式十分有趣，有待进一步探索和研究。有一种观点认为，如果讨论的细节已经足够小，来访者就已经拥有了许多采取行动的可能性，所以询问这些问题往好里说是多此一举，往坏里说是对来访者的不信任和不尊重；为什么我们需要对来访者的生活感到满意才好？来访者才是解决他们自己问题的专家。

在我自己的组织工作背景中，来访者对于讨论下一步行动表现得非常轻松。这是组织文化的正常组成部分——人们如果没有达成一致的行动意见，他们可能会认为自己不需要做任何事情。我们希望人们找到新的思考和行动方式。从延展世界的视角来看，他们已经在会谈期间做好了基础工作，其成果可能在当下开始显现，也可能会在来访者走出去体验新延展的世界时开始显现。会谈中所讨论的行动与第二天出现的行动哪个更重要，并无关紧要。可以说，"下一步行动"更多地跟执业者的期望而非来访者的未来有关。

SF 工作的一个特点已经存在多年，并且得到了所有 SF 领域人士的一致同意，那就是在后续会谈期间不会跟来访者探讨"你有采取行动吗？"。这一点与来访者对执业者的某种责任，以及执业者对来访者的具体责任相一致。如果来访者没有采取行动，我们不是要追究他们的责任；我们更感兴趣的是他们与（在延展的世界里）更好的生活相关的经历。因此，无须在此讨论下一步行动。我们将在下一章看到更多关于后续对话的内容。

关于未来的信心评量

我们已经知道了如何用评量问句来区分各种事物，也看到了如何使用奇迹问句加评量问句发展出对过往实例的描述，并探询进步的微小迹象。另一种类型的评量问句关注的则是来访者对自身能够做某事的信心。当然，这与他们将要做的具体事情无关。此类评量问句可被视为培育来访者行动潜力的另一种方式，并用以帮助各方确保会谈结束时没有遗漏任何重要内容。

BRIEF 的埃文·乔治（Evan George）（2017）写了在这种情况下使用信

心评量的三种不同方法，撰文颇具说服力：

- 朝着你的最佳期待取得进步的信心（1～10分，然后讨论是什么让你打这么高分）。这在首次会谈结束时特别有用。
- 保持你做出改变的信心（1～10分，然后再讨论是什么让你打这么高分——甚至更高分）。这在治疗即将结束时很有用。
- 保持改变和达到"足够好"的信心。这个"足够好"的概念是衡量进步的有用方法，这并不是指达到10分，而是指基于来访者当前的体验来评估。

就像以往的SF评量一样，这个具体的数字并不是很重要（尽管如果有人给自己取得进步的信心评为3分而不是9分时，执业者在进程中可能要慢下来一些）。价值会在接下来的步骤中出现，"分数为什么会那么高，而不是更低呢？"当然也有"还有呢？"

如果很难找到进步迹象

信心评量上的低分、来访者对更好未来的细节、进步的实例或是迹象的反应极其缓慢，这些都不是放弃的理由。有时候，延展世界需要时间和努力，在首次会谈结束时就期望一切都到位是不现实的（尽管有时情况会进展得非常快）。如果来访者仍然不确定"更好"的细节是什么，那可能意味着要放慢速度了。SF有一句名言，可以追溯到BFTC时代，那就是"不要比你的来访者更热衷于改变"。如果来访者认为你在试图推他们前进，他们可能会反抗你——即使最终他们也想要朝那个方向前进！向来访者提供思考的空间，将我们工作的大部分重心放在承认上（承认事情有多艰难，承认来访者到目前为止经历了多少艰辛），以及寻找来访者期望改善的微小迹象，这些都是有用的策略。

如果会谈结束时，仍存在此类疑问和不确定，那么至少有两种选择。

请来访者留意事情好转的时刻

执业者邀请来访者留意自己在未来的日子里体验到的任何事情——只要这些事情在某种程度上似乎有所好转。事实上，任何程度的好转皆可。到目前为止，谈话对来访者世界的影响，很可能比他们坐在咨询室里所意识到的还要大。真正的考验，是来访者在面对日常生活的丰富刺激时，如何看待事物，对外界事件作何反应。假设他们希望再来一次会谈，他们反馈的任何内容都能成为新的起点，以构建延展世界的描述、发展新的可能性。

请来访者多思考他们想要的生活

如果连注意到事情变得"更好"似乎也有点遥不可及，那么执业者可以邀请来访者多思考他们想要（并且可能想要保持）的生活，以及"更好"对他们自己和周围的人来说可能意味着什么。这可能会为下一次会谈关于"更好"的讨论提供相关实例，这样的话题也可以加以拓展。同时，还可能推动生成新的计划和新的方向，或者重新定义工作，为下一次会谈的有效性构建一个新的开始。约翰·亨登（John Henden）（2008）提出的"最坏情况"场景法是一个醒目的替代方案，可以给会谈带来一个新的视角。

提供关于未来会谈和可能性的选择

在过去的心理动力疗法中，来访者数月甚至长达数年的定期就诊被视为有效治疗的先决条件。在短期治疗流派中，我们持有大为不同的观点；我们认为，每一次会谈都可能是最后一次，因此我们希望在这段时间内为来访者实现尽可能多的目标。正如我们在第一章中所了解到的，短期治疗的伦理要求我们不浪费来访者的时间，来访者是判断何时结束治疗的最佳人选。

因此，SF会谈结束的方式不同于其他一些流派的实践方式。我们不假定还有下一次会谈。我们会询问来访者是否想要继续预约。（可能还有其他考虑因素，如对会谈次数的限制，以及其他主管部门对治疗的授权——这些问题应在会谈开始而非结束时就进行处理。）

第十二章 礼品店(The Gift shop)：带走点什么？ 197

如果我们一直在仔细倾听来访者，倾听他们的期待和经历，那么我们可能期待他们有意愿继续。如果他们没有意愿，这也不失为一个小小的庆祝的理由；对于来访者来说，他们感觉自己重新获得平衡，能够在没有专业帮助的情况下继续自己的生活，这并不罕见。（有时这种情况会以取消第二次会谈的形式出现，而不是在会谈当下立即实现。）

一些执业者喜欢使用简短的问卷——如会谈评分量表(SRS)(Duncan et al.,2003)来收集会谈后的反馈。与这一偏好相吻合的观点是：SF 执业者是行动中的研究人员，他们应密切关注自身的有效性。这种说法并非万无一失（有些案例表明，来访者在某次会谈结束时不太满意，但再次会谈时却有了惊人的进步），但这至少是一种留意自身实践影响的方法。

本着为来访者提供选择方案和权力的理念，我们更愿意让来访者尽可能决定需要等待多久再来复诊。当然，这也取决于实际情况，比如是否有预约空位。近年来有个有趣的现象，就是世界各地无须预约治疗的门诊诊所如雨后春笋般涌现，人们可以直接跨门而入去看医生(Young & Jebreen, 2019)。这非常符合短期治疗的精神；最初的假设是单次会谈，而不是一系列会谈。当然，如果人们想复诊，他们随时可以再来。

案例：杰克(Jack)感觉到被真正倾听(续)

我们继续上一章杰克的案例，这位年轻人和父亲关系紧张。执业者 P 正在建构一个实例描述，其中来访者经历了与他/她的最佳期待——"感觉被真正倾听"——相关的事件。此份文稿是从第十一章的逐字稿中节选的。

对话逐字稿	评论
P：我们看了一下这个量尺，奇迹的那一天打10分，那么，就是，你知道的，醒来，然后……	通过对上一次描述建构的欣赏性总结，执业者从实例画廊过渡到礼品店。执业者重新建构了进步评量，并将再次使用量尺来寻找微小的进步迹象。

续表

对话逐字稿	评论
C：是的。	
P：感觉更自信，更坦率，可以和爸爸聊天，一起吃饭，是吧。你也描述了这会有什么不同，会发生什么。所以，如果我们再次交谈时，你的评分更高了一点点，你会告诉我有什么不同？	执业者用一种有趣的方式来引入未来微小迹象的概念：如果我们再次交谈时，你的评分更高了一点点，你会告诉我有什么不同？ （执业者可能会被指责预设下一次会谈，但事实并非如此；这更像是一种在谈话的当下将来访者带到未来的方式。）
C：我想，即使只是现在想想，也可能会有点像只是为大家做一顿晚餐，我们会同时坐下来，因为这确实发生了——我们会围坐一团，我想我可能会做顿饭，让我姐姐也参与进来——	
P：嗯。所以你会做一顿饭，让你姐姐也参与进来，好的。	就"做顿饭，让姐姐也参与进来"建立理解的基础。
C：是的。	建立理解的基础。
P：嗯。	
C：嗯，就是，以前都是爸爸做饭，这样可以减轻一点他的负担，然后——	
P：嗯，是的。	
C：嗯，我想的就是类似这样的事——	
P：嗯。	
C：——我在想，这会不会是以一种奇怪的方式，让大家聚在一起。	
P：嗯。所以，一起吃饭，会以一种奇怪的方式让大家聚在一起。如果你能做到这一点，那会对你的期待有什么影响，就是那种，感觉更加自信和开放，与爸爸谈论你的身份的期待？	执业者用来访者的话进行总结，并询问有什么不同，呼应最初的"感觉到被真正倾听"的期待（与来访者的身份认同有关）。
C：我们会再亲密一点；就是，我觉得这样做能让我们作为一家人更紧密地在一起——	
P：嗯。	

第十二章 礼品店(The Gift shop)：带走点什么？ 199

续 表

对 话 逐 字 稿	评 论
C：如果我们做得不好，我们会想办法来相互分担。	
P：嗯。	
C：能够分担我们各自更脆弱的部分，呃——	来访者非常坚定地确认"分担更脆弱的部分"这一观点。
P：嗯。	
C：是的，我想可能就是这样，能够分担更脆弱的部分，然后我会感觉更舒服——	来访者在这里不紧不慢地娓娓道来。执业者表现出耐心以及温柔的鼓励。
P：嗯。	
C：分担我自己脆弱的部分——	
P：嗯。	
C：我们不一定讨论——	
P：嗯。	
C：很深入。	
P：嗯。所以一起吃饭；有机会聚在一起；只是随意聊天也能——也许会引导或给你机会谈论那些更脆弱的，那些部分，是吧。好的。那么，现在我们将结束这次会谈——	执业者再次总结，又一次提及来访者新近落地的话语。
C：好啊，当然可以。	
P：——如果可以的话。那么我想问你，杰克，在我们今天的谈话中，你注意到了你自己哪些对你有帮助的地方？如果你要根据我们今天的谈话来赞美自己，你会说什么？	执业者没有进行赞美，而是让来访者赞美自己。
C：我不知道。这很有趣，我想我注意到了[叹气]——只是想一想这件事，把它作为一个整体来考虑，这很有趣——我只是想了想，因为我和爸爸一直没办法说话。嗯，但是像这样想，想一想你可以只要——做一顿饭就可能会让我们有点进步。	来访者最开始的"我不知道"并非字面意思……这个"我不知道"可以给来访者思考的时间。执业者很明智地没有立即对这句话提出看法。来访者自己在总结此次会谈。所以目前看起来有了采取行动的新可能性。来访者的世界已经延伸。
P：嗯。	
C：呃，我觉得很高兴能看到我，你知道，我差不多能想出一条路来穿过它，而不仅仅是把它看成一堵大墙。	

续表

对话逐字稿	评论
P：嗯。	
C：我想，我可以把它看作是一种小一点的障碍物。能够停下来看一看，嗯，停下来，能够看出这并不是一堵墙。	
P：嗯。	
C：我想，这条路可能挺长。	
P：嗯。所以能够停下来，看出它不是一堵墙，你可以把它拆解成更小的——是的。	执业者再次用来访者关于墙和拆解墙的话语进行总结。
C：有点像把它拆开了，是的。	
P：嗯，好的。注意到这一点对你有什么影响？	又一次描述建构——"注意到这一点对你有什么影响？"
C：它会，我猜，如果将来发生了什么事情，这也许会给我更多的知识来像这样思考——	
P：嗯。	
C：——不一定把它看作一堵墙，但想想看——有一条小路，但你要想想第一件事可能是什么。	
P：嗯嗯。	
C：一路往回看……第一件事是什么？	来访者在告诉自己，进步是一次迈出一步，这恰好符合 SF 所关注的从当下开始取得小进步。
P：是的。	
C：第二件事是什么，你知道吗？	
P：嗯。如果我们下次见面，我问你有什么好转时，你会告诉我什么？	执业者让来访者自己总结。
C：我想我会说我做了一顿饭。	来访者此时听起来似乎更自信了。
P：你做了一顿饭，是的[笑]。	
C：是的，我想我姐姐会帮忙，我们差不多都会——我想，我们俩会聊一聊，也会试着让爸爸参与进来。	描述了更多关于这顿饭如何发生以及它如何在更大范围内发挥作用的细节。
P：嗯。	
C：大家会一起坐下来聊聊天，我觉得是——	

续表

对话逐字稿	评论
P：嗯。 C：我们是不是还会一起看个电影；当然，谁知道呢，但是—— P：嗯。 C：——即使只是有机会——我们三个人——坐在一起只是聊一聊—— P：嗯。 C：我想那还会带来其他的事情，我想。 P：嗯，是的，所以有机会坐下来聊天，一起吃饭，可能会带来其他的事情。 C：嗯。 P：是的，嗯。如果可以的话，就先到这里，好吗？ C：好啊，可以的。 P：嗯，好的。	（在会谈早些时候的未来画廊描述中，出现了一起看电影的想法。） 来访者将一起准备一顿饭和一次聊天视为向前迈进的一步，而不是"解决方案"，这再次符合SF的观点，即"变化随时都在发生"。 执业者进行总结。 结束会谈。

要点

- SF会谈结束的方式多年来一直在发展，并且遵循给予来访者更多权力、选择和责任的宗旨继续发展。
- 询问进步迹象而非下一步行动，将微小和短期细节带入对话，并为来访者留下许多可能性。
- 执业者不是停下来整理和提供一份赞美清单，而是进行欣赏性总结并邀请来访者自我赞美。
- 信心评量可以帮助来访者感到更有安全感，确信他们拥有选择，以及面对未来的各种选择。

- 如果很难找到进步迹象，鼓励来访者注意他们体验到生活有些微好转并可以继续下去的时刻。或者，让来访者进一步考虑他们想要的生活，并在下一次会谈开始新计划的探寻。
- 提供后续会谈的选择空间，而不是坚持或期望开展后续会谈。每次会谈都可能是最后一次，这主要取决于来访者。

参考文献

Aoki, Y.（2006）. *Solution Focused Practical Management*. Tokyo: Kawade-Shobo Shinsha.

de Shazer, S.（1975）. Brief therapy: Two's company. *Family Process*, 14, 79–93.

de Shazer, S.（1982）. *Patterns of Brief Family Therapy*. New York, NY: Guilford Press.

Duncan, B. L., Miller, S. D., Sparks, J. A., Claud, D. A., Reynolds, L. R., Brown, J., & Johnson, L. D.（2003）. The Session Rating Scale: Preliminary psychometric properties of a "working" alliance measure. *Journal of Brief Therapy*, 3(1), 3–12.

Dweck, C. S.（2006）. *Mindset: The New Psychology of Success*. New York, NY: Random House.

Fredrickson, B. L.（2001）. The role of positive emotions in positive psychology: The broaden-and-build theory of positive emotions. *The American Psychologist*, 56(3), 218–226. https://doi.org/10.1037//0003-066x.56.3.218

George, E.（2017）. *Scaling Up Our Practice*. Retrieved from www.facebook.com/BRIEF.SolutionFocus/posts/10155063623559976?pnref=story

Henden, J.（2008）. *Preventing Suicide: The Solution-Focused Approach*. Hoboken, NJ: J. Wiley.

Korman, H. J., Korman, J. M., & Miller, S. D.（2020）. Effort-focused interviewing. *Journal of Systemic Therapies*, 39(1), 35–48. https://doi.org/10.1521/jsyt.2020.39.1.35

Satir, V.（1964）. *Conjoint Family Therapy: A Guide to Theory and Technique*. Palo Alto, CA: Science and Behavior Books.

Thomas, F. N.（2016）. Complimenting in solution-focused brief therapy.

Journal of Solution Focused Brief Therapy, 2(1), 1-22.

Weakland, J., Fisch, R., Watzlawick, P., & Bodin, A. (1974). Brief therapy: Focused problem resolution. *Family Process*, 13(2), 141-168.

Young, K., & Jebreen, J. (2019). Recognizing single-session therapy as psychotherapy. *Journal of Systemic Therapies*, 38(4), 31-44. https://doi.org/10.1521/jsyt.2019.38.4.31

第十三章
重访画廊：后续会谈

许多焦点解决短期治疗（SFBT）书籍都会聚焦于首次会谈。这是可以理解的。毕竟，在首次会谈通常会发起许多重要行动，并且会运用奇迹问句、评量问句这些标志性的方法。有时，会谈一次就足够了。不过，通常都会有后续会谈。本章将从延展世界的视角来审视这些对话，当我们问出简单而经典的 SF 后续问题"有什么好转了？"时，可以为所发生的事情增添更为广阔的视角。

有什么好转了？

这个用于后续会谈的开场问句如此简单明了，导致一些新手执业者在发问时会感到颇为不安。如果什么都没有好转怎么办？如果情况更糟怎么办？如果都是我的错又该怎么办？

放轻松。自上次会面以来，来访者一直在做出自己的选择并过着自己的生活。你所做的只是延展他们的世界——构建他们的功能可供性和采取相关行动的机会。首次会谈是坐在咨询室里进行的，我们没办法确切地知道效果如何——表面上看无动于衷和不情不愿的来访者可能会带着关于他们的生活发生改变的故事再度回来，而其他看似快乐和热情的来访者回来时也可能心情低落。我们就是没办法知道——所以我们需要发问，也需要等待。

请注意，这个问题不是"你采取行动了吗？"乍一看可能挺像，但事实并非如此。首先，在新一代 SF 工作中，通常不会针对行动发问。即使来访者在首次会谈中谈论他们可能会做什么,那也不重要。这不是一个追究责任、抓住来访者把柄或者指责他们无能的游戏。我们想要的是谈论"你的延展世界以什么方式出现?"。自上次会谈以来,任何行动都可能与发生的事情无关。

"有什么好转了?"能带来什么?

这是一个刻意而为的开放问题。它假定了不少条件成立:

- 来访者知道问句中的"什么"指的是什么——他们的生活,尤其是与上次所讨论计划有关的生活。
- (至少)某件事有所好转,而且好转的可能不止一件。

在以上这些假定条件下,可以用这个问题来询问来访者生活中的任何事情。可以是来访者在上次会谈结束时考虑的事情。可以是意外发生的——看起来(甚至实际上)是随机发生的事情。这些事情可大可小。它们可能是来访者非常努力的结果,或者根本没有明显的努力。我们不在乎。有什么好转了? 任何关于好转的体验都会成为可以拓展和探索的实例,正如我们在"实例画廊"一章中所看到的。

从延展世界的视角来看,这个问题是在邀请来访者说出他们如何体验这个延展的世界——现在是他们新常态的世界。他们注意到了什么,有什么是有趣的或是有效的? 什么动允性看起来更加明显了,或更有吸引力,更引人注意? 在拓展的世界的观点中,我们无法在会谈结束时确切知道延展后的世界对给来访者(以及他们周围的人)来说是什么样子或者带来了怎样的感觉。具有强大开放性的问题"还有吗?"开始探索这一点。

来访者往往有话要说。太好了! ——我们可以使用描述建构问句和微观分析型鼓励,对其进行拓展和建构,如"实例画廊"章节中所讨论的那样。当然,他们谈论的内容都是过去曾助其达成计划的实例事件。不久的将来推进到了不久的过去,来访者的体验能够将两者整合到一起。

"爱上它"还是"列出它"?

来访者给出他们"好转"的第一个例子,而执业者可以做出相应选择。他们可以"爱上它"并探索第一件事的细节。他们也可以(用隐喻或书面的形式)"列出它",并询问"还有什么呢?"以获得更多有所好转的事情。这样做的目的是保持来访者在这个早期阶段的思路畅通;第一个例子可以稍后回顾以进行探索和拓展。这取决于执业者在这种情况下的偏好——我更喜欢先列出清单,然后再返回去探讨。随着来访者回忆起几件有所好转的不同事情,进行欣赏性总结的机会就出现了。[顺便说一句,(《爱上它还是卖掉它》《Love It Or List It》)也是英国一档颇受欢迎的房产搜寻类电视节目。]

使用列表的想法在某些方面得到了广泛应用。如果要求来访者列出(比如说)23 件有所好转的事情,他们将努力达到目标(只要提出的内容令人信服,并且有一些乐观的支持理由,即来访者本人已经开始将事情列出来)。他们可能会达到 23 件的目标(并且有点欢欣鼓舞)。他们可能会绞尽脑汁想出 16 件、17 件、18 件,其间一直抗议说想不出更多了(尽管经常可以想出更多)。这又是一次延展世界的行动。对于来访者来说,"延展"可能是一项艰苦的工作,却更有价值。执业者的角色是满怀期待地等待,做好记录,并帮助来访者对各个方面进行确认,持欣赏态度,对来访者能够注意到这么多事情进行肯定,并询问"还有呢?"受 20 世纪 80 年代中期的短期家庭治疗中心(BFTC)的影响,当时德·沙泽和茵素借鉴了罗伯特·罗森塔尔(Robert Rosenthal)(1966)的工作成果,运用执业者的期待推进工作,这一直是我们工作方式的一部分。

使用你的 EARS

如何更充分地阐述"有什么好转了",是 SF 领域另一种由来已久的智慧,这种智慧是茵素·金·伯格的研究成果(De Jong & Berg,1998)——EARS 原则。这种令人难忘且十分有用的框架得以广泛使用。EARS 在其初始形式中含义:

- E(elicit)——引发来访者说出有什么好转了。
- A(amplify)——通过询问细节问题来充分扩展来访者知觉,问题包括这件事是如何发生的,来访者是如何做到这件事,怎样记得的,如何想到是时候要做的? 等等。
- R(reinforce)——通过赞美强化来访者已经展现出来的成功和优势。
- S(start over)——再次开始,找到另一件有所好转的事情,然后继续重复以上步骤。

茵素显然更倾向于"爱上"每一件有所好转的事情,而非将其列出来。在更新迭代的延展世界的视角中,我们仍然可以使用 EARS,但定义略有变化:

- E——引导来访者说出有什么好转了。
- A——通过构建来访者和其他视角的细节描述来扩展来访者知觉。其中包括:
  - 你是怎么做到的?
  - 这件事有什么影响?
  - 这对[Y]有什么影响?
  - [X]发生的第一个微小迹象是什么?
  - 还有谁注意到[X]正在发生? 他们注意到了什么?
  - 当[Y]注意到你在做[X]时,他/她做了什么?
  - 你对此做了什么回应?
  - 接下来发生了什么?
- R——通过使用来访者的话语,以保持良好的沟通基础,并做出欣赏性总结。
- S——从另一个例子重新开始。

当然,所有这些详细描述会继续延展来访者的世界,并扩大和巩固自上次会谈以来的进展。这个过程可能看起来像一次简单的监控练习，其实并非如此；这是我们在第一次会谈中使用的流程的全面延续。

假如……事情似乎都没有好转，该怎么办

这一直是新手执业者关心的问题。这种情况不会经常发生。不过，也可以了解一些应对方案，有备无患。

等待……

面对有什么好转了的问题，有时人们会迅速地脱口而出"没有"。这句回答通常相当于说"我还没有好好考虑过"，或者"我还没准备好"，甚至是"我怎么又回到这里来了？"执业者首先要做的是，期待地看着来访者并等待，点点头，准备好纸笔。不要把"没有"当作答案，而是继续等待另一个回应。

如果回答仍然是"没有"，我们可以用另一种方式继续。不要反驳，但要提醒来访者你们开始会谈的初衷——计划的名字，重要的改变。再次询问他们自上次见面以来，注意到了什么——强调即使是微小的细节也可能是相关的、有价值的，然后再次等待。

如果仍然是"没有"，提示来访者回想自会谈以来的一些关键时刻——比如上班工作、探望父母、商店购物、与配偶度过的夜晚，任何与来访者的期待和想要的未来相关的描述。以更聚焦的方式温和地询问他们，在这些时候注意到了什么。此时，我们要下功夫在承认圈（Circle of Acknowledgement）做好工作（如第九章所讨论的）——给予足够的空间，不要太快就任何微小的进步迹象进行深究。先将其列出来，然后继续等待。

应对

如果仍然没有回应，一种策略是将重点从"有什么好转了"转移到来访者如何应对并继续前进上。此时，我们要继续坚守承认原则，给予足够的空间，承认出现的一切。（暂时）抑制想要把任何事件作为实例进行深究的冲

动——只需将其记下来并等待。询问"还有呢?"在这里也很有用。

有时候,有效应对的策略和体验可以成为推动改变的一种方式。有时候,也可以是处理意外事件发展的方法——甚至是积极的发展。在很多方面,生活都是关于应对即将到来的状况,并且无论如何都要继续下去。大多数时候,这对我们大多数人来说是十分正常的。

如果确实出现了有用的事物,这会是做欣赏性总结的又一个好机会,耐心陪伴并等待来访者,看看接下来会发生什么。

重新回顾会谈计划

如果情况没有好转,并且几乎没有什么能够帮助来访者应对,那么另一种选择就是返回售票处。在首次会谈中,来访者描述了他们对未来的最佳期待,以及会产生的影响。有时事情会在会谈期间发生变化——毕竟,我们一开始就假定变化随时都在发生。如果事情似乎真的卡住了,一种选择是回到会谈计划,并根据来访者的经验,从他们最新的最期待的事重新开始。不过选择这种方案的情况比较少见,但如果一切看起来混乱无序,这种方案就是个不错的选择。在这种特殊情况下,也许会谈可能不是最好的选择,或许需要寻求医生或社会服务。

乐观的理由

另一种途径是询问来访者,他们为什么认为这个计划取得进步是可能的。作为 SFBT 实践的变体之一,布鲁日(Bruges)模式(de Shazer & Isebaert,2003)重新审视了 20 世纪 70 年代心智研究所的研究成果(Watzlawick, Weakland & Fisch,1974)中,首次出现的关于问题(可以处理)和限制(本身不能解决,但必须处理)之间的区别。

举个简单的例子,一天有 24 个小时。来访者可能希望一天有更多个小时,但事实并非如此。那是一种限制。当然,故事并不是到这里就结束了。如果一天里有额外的时间,会有什么不同?帮助来访者更好地利用其时间,是一个完美可行的计划,但在一天中增加额外的时间则不然。并非所有计划都同样可行。如果来访者有理由对可能取得进步感到乐观,那么这可能有助于重新定义计划。

"做点别的事情"

第三章首次提到了 SF 工作的 3 条"黄金法则"：

1. 无损不补
2. 有效继续
3. 无效求变

第三条法则是 MRI 模式短期治疗的一个关键要素，在 SFBT 实践中很少使用。不过，法则 3 是作为一种增援手段，在法则 1 和法则 2 的惯常做法无法产生任何结果的罕见情况下，可以派上用场。

根据我的经验，这种情况很少见，甚至在我将更多注意力放在构建细节描述和延展世界上之后，这种情况就更为罕见了。在我职业生涯的某个时刻，我录制了许多场与来访者的教练约谈，想着若有一天惯常做法无法产生效果，那时我会出色地即兴创作一些新颖措施。不过这种状况从未发生过。因此，我对替代策略的兴趣要小得多。有些不偏离 SF 规范的替代策略确实存在，如果你真的需要，这里有 3 项可供使用的策略。

有什么对置身类似处境的其他人有效？

SF 工作的一个出发点是，每个案例各有差异(Jackson & McKergow, 2002)。但是，其他人的经验可能有一些有用的想法，特别是当来访者对这些人有信任的话。这可以定位为来访者的一个计划，一个探索他人故事的计划。当地可能有这样的人扎堆出现的支持团体。也可能会有一些书籍和网络资源/在线论坛，人们在那里讨论这些事情。告诉来访者该做什么，和向他们指出可能有用的资源，两者是有区别的。关键在于，来访者有权选择是否参与，以及如何参与。我们不想把事情强加给来访者，但我们确实想拓宽他们的视野和可能性。有些想法"适合"某些来访者，却不适合其他来访者,这一观点可以追溯到20世纪50年代弥尔顿·埃里克森的工作(见第二章)。

改用另一种模式或方法

一些执业者在使用SF的同时还辅以其他流派,如催眠疗法、交流分析、NLP、格式塔疗法等。我个人认为,想把SF做得很好,需要在我专注于这个来访者及其语言和经验时,把其他想法放在一边。然而,SFBT并不是唯一有效的方式。因此,如果在3次会谈之后,使用SFBT手法真的毫无进展,或许可以尝试其他方法。我会向来访者建议这一点——而不是简单地把其他方法强加给他们,直接带他们做别的不同的事情。马克·贝耶巴赫(Mark Beyebach)(2014)公布了他的同事埃雷罗·德·维加(Herrero de Vega)的工作,表明如果来访者在3次会谈后,其在进步量表上的分数仍低于3,则该案例可被视为陷入困境,可以选择新的方案。他建议,即使没有时间做量表,也可以在每次会谈中重新评量,从而向执业者提供反馈。

我也会请督导师对案例进行督导。有时,其他执业者可以通过不同方式看待事物,这可能有助于案例继续,也可能为将来学习提供助益。SF方法也可用于有效督导(Thomas,2013)——尽管这与我们在此描述与来访者工作的方式不同,且应用范围更广。多年来,我发现同行督导小组具有巨大的价值;这些小组还可以将来自不同专业领域的SF咨询师与顾问、教练联系在一起。

另换一名执业者

除了改用另一种模式外,还值得考虑一种更加巨大的转变——换掉执业者。你可能会认为跟这个来访者工作不会有任何进展,而当你发现自己有这种想法时,那可能是时候做出改变了。我们没有权利浪费来访者的时间。将来访者介绍给其他人是非常恰当且符合伦理的。我们可以让来访者参与这个过程中,征求他们的想法(他们可能希望我们继续,在这种情况下,我们可以讨论到目前为止有用的做法),并询问他们认为可能有帮助的措施。我想说，如果在五六次会谈之后，如果依然没有任何进展，那么最好是各奔前程。

结束流程

作为短期治疗师和执业者，我们希望治疗工作和来访者关系最终都能取得成功。史蒂夫·德·沙泽（Steve de Shazer）总是说，SFBT应该"根据需要进行尽可能多的会谈，但不必要的会谈多一次也不要"，这种观点在今天仍然适用（这并不一定意味着不能有持续的关系——在我担任组织教练的工作中，我有时会与经理达成合约，比如要进行6次约谈——不过很可能每一次约谈针对的都是不同的计划。）

若来访者觉得，在没有我们支持的情况下自己可以继续前进时，治疗就结束了。一直以来，我们都在给来访者尽可能多的选择，让他们过自己的生活，注意到有效的差异。从把这件事作为与我们持续对话的一部分来进行，到来访者单独做这件事，这个转变过渡非常温和。事实上，在最后一次会谈结束时，来访者可能还不知道，他们已经有能力在没有进一步支持的情况下继续前进。

许多执业者喜欢为来访者提供一次"暂存保留"的会谈，有了这次会谈，来访者如果愿意，可以在将来任何时候回来。这为来访者提供了安全网，他们可能会留着数月甚至数年之后才使用。许多人根本不会使用；有了另一次会谈的可能性，就足以让他们继续下去。在其他情况下，来访者觉得自己做得足够好，不再需要这次会谈，他们可能会打电话或发电子邮件取消会谈计划。还有一些人则可能（粗鲁地）根本不会出现。

这不是孩子离家、夫妻离婚，甚至亲人去世时人们所感受到的痛苦。一直以来，我们都在寻找内在健康的成年人［用比尔·奥汉隆（Bill O'Hanlon）的话来说］，并尽可能与他们平等地合作。来访者—执业者关系更像是出租车司机或咖啡服务员所提供的服务，而不是长期承诺，治疗的结束很可能是来访者的一种解脱——他们的问题正在消失。我们将在下一章关于行动美学的内容中进一步探讨SFBT的不同之处。

案例：杰克感觉到被真正倾听（续）

这是我们前两章一直关注的杰克案例后续会谈的一部分。他的计划是关于在家里"感觉到被真正倾听"，因为他在家里与父亲关系紧张。他曾谈到可能与姐姐一起为父亲准备晚餐（母亲不久前去世），从而增进联结。我们在第二次会谈伊始就开始了讨论。

对　话　逐　字　稿	评　　论
P：那么，这是我们再一次见面；这是我们几周前进行会谈后的第二次会谈。嗯，杰克，自从我们上次见面以来，有什么好转了？	执业者开门见山地问"有什么好转了？"。不问任何具体的问题，而是采用开放性问题。
C：我想，我马上就注意到了一个变化，我觉得自己更愿意谈论自己的感受，以及我对家里其他人的感受，嗯，我想，总的来说，我更愿意谈论感受了。	来访者刚开始略显迟疑，有点不确定，这很正常。这很可能是他们第一次以这种方式谈论这些经历。
P：嗯。	执业者聆听并温和鼓励……
C：没有出现我之前提到的，在谈论感受时会出现一种——像墙一样的东西了。最近不会有那种——	
P：哦［笑］。	执业者温柔地表示"惊讶"，注意到来访者身上有了新的变化。
C：——那么多，至少，感觉有一点像是——老实说，是相当大的变化。	
P：嗯，哇。所以更敢开去谈论感受——	重复提及"谈论感受"，并加入"更敢开"的表述。
C：是的。	
P：有了相当大的变化，是吧？	
C：嗯，甚至，你知道，谈论，呃，身份，这是我从未做过的事。	在首次会谈中，谈论其身份对来访者来说是一件关键的事情。
P：是的。	

续 表

对话逐字稿	评论
C：这件事好像就这么发生了，嗯，我想这让我感觉舒服多了——	"这件事好像就这么发生了"……在SF后续会谈中，以这种方式汇报事件进步的情况并不少见。来访者似乎并没有很用力地促使事情发生（尽管事情很重要），但它还是发生了——也许在延展的世界里有新的可能性？
P：嗯。	
C：——在家里。呃——	
P：嗯。	
C：对，我想，就是舒服多了。	
P：是的，舒服多了。	回应"舒服多了"。
C：嗯。	达成理解。
P：我对这件事如何发生很感兴趣，所以——	此时，执业者开始探索并拓展细节。他们将采取"爱上它"而非"列出它"的策略来先发制人，当下就要寻找更多美好的片段。
C：是的。	
P：你第一次注意到这种变化是什么时候？发生了什么？它是如何改变的？	"你第一次注意到是什么时候？"而不是"你做了什么"——很大程度上属于描述建构。
C：是的。我想是我姐姐来找我谈她过得怎么样。聊着聊着，我想，哦，我只是有点需要去做这件事，尽我所能，试着和爸爸谈谈，试着弥合我们之间的隔阂。嗯，这么做的时候，我只是告诉了，你知道，告诉了爸爸她当时的感受——	
P：嗯。	
C：嗯，也告诉了爸爸我对她当时处境的感受。	
P：嗯。	
C：嗯，我就只是说，你知道，我如何，呃，试着帮助她，试着和她谈谈这件事，试着和爸爸、姐姐说话。这种方式很不平常——对我来说，我想这是一种我以前从未接触过的不同方式。	来访者、姐姐和父亲之间似乎（毫不奇怪）存在着一系列复杂的关系。执业者让来访者用自己的话表达。（为了便于阅读和节省空间，从这里开始，大部分"嗯"和"是的"会被删除。这些词语在对话中继续出现。）

续　表

对　话　逐　字　稿	评　　论
P：那你做了什么？请确切地告诉我。所以你和姐姐进行了这次谈话，她告诉了你她的感受。那么当时如何……？你当时在哪里？你和爸爸还有和姐姐的谈话是怎么进行的？	执业者再次请求提供更多具体、可观察、明确的细节。 执业者此时也有些许感同身受，试探性地鼓励来访者融入回忆，尽可能说清楚。
C：嗯，是的，我想，就像很多时候一样，那是一种——我姐姐只是想抱怨一下，清空下脑袋，你知道的。因为有时候就是这样的，她经常这么做。我就只是听着。我听她讲，然后差不多都听进去了，然后开始问她问题，也许——是想要——我不知道——哪里——不是她哪里有问题，而是更多地和她探讨事情——关于怎么，或许为什么，有这些事情让她有这种感觉。	
P：嗯。	（执业者在本节中继续用"嗯"来鼓励来访者。）
C：嗯，我和她聊了一会儿，然后我的头脑变得更——就是清楚了什么是她——她感受如何。然后我想，你知道，我对她说，我觉得我现在想去和爸爸谈谈。我就去谈了——[笑]，我不知道我当时是怎么想的，但我确实做了。	
P：噢！	执业者再一次对谈话出现新情况而表现出一丝惊讶。
C：[笑]嗯，但我只是坐下来，问她是否介意我们聊一聊。然后她好像说好啊，没关系。呃，就好像我们能够弥合之间的隔阂。老实说，我想我们——我们几乎能感觉到我们会有这种情况，因为以某种方式交谈我们都有点紧张。有点像这样。呃，我想我们只是想要——我们两个真的想达成共识。	"能够弥合我们的隔阂"。
P：好的。那么你是如何弥合这一隔阂的呢？产生变化的那一刻发生了什么？	执业者重复提及"弥合隔阂"来了解更多细节。
C：嗯，我有点——我[停顿]，我不知道，我只是有点承认，突然之间感觉到，或许有一种隔阂——在我们家里，我们只是有点儿——当我们试图帮助，你知道，我姐姐脱离困境——也许还有这样的隔阂还没有——感觉还没有被谈论得那么多。	

续 表

对话逐字稿	评论
P：嗯。 C：呃，我想对我来说，就是能够承认这一点，然后告诉爸爸，然后告诉他…… P：你把这一点告诉爸爸了？	执业者意识到这是来访者在上一次会谈中所说的对他很重要的事情，并希望确保这件事情不会被忽略。
C：嗯。 P：好的。 C：我想是的。我强调这不是我们的问题，这不是个问题，而是事情就是成这样了，我们只是需要注意这一点，然后就是——我不知道——更加开诚布公——不要害怕进行这些开放的对话，因为我们都想互相帮助。而且，呃，你知道，我只是——我——我——我所说的是我在尝试不同的事情，我一直在通过这些，我所学到的这些方法进行讨论，这与我过去所做的有点不同，你知道。	来访者还在自己摸索这些词，自然时不时说话有点磕磕绊绊。执业者耐心聆听并予以鼓励。
P：嗯哼。 C：我觉得我取得了一点进展，呃，所以我对爸爸说了。我只是想——让他知道我也在努力做事，我想。	
P：那他怎么回应呢？	执业者寻求互动细节——爸爸做了什么回应？
C：他，他有点，一开始，呃，我不知道。就是，他只是有点［叹气］可能会自然而然地关注你，你知道——关注那些我姐姐可能会消极看待的问题。	来访者再次探索自己的体验并自言自语。
P：嗯。 C：当我差不多有了点进展的时候，我觉得我只是在说话。你知道，我试着把更多的注意力放在解决方案上，而不是——我只是想用一种更积极的方式说话。 P：嗯。	

续 表

对 话 逐 字 稿	评 论
C：嗯，他说，你知道，试试对你有效的东西，当然，你知道，我们所有人的最终目标就是，我们大家，你知道，都感觉良好。呃，他好像是说，如果这对你有效，你觉得有效，那就去做吧。我还是觉得有点怀疑，你知道，但我——我——我感觉它一直在起作用，所以我会尝试，你知道，尝试继续这样做。	
P：嗯。那么，你认为你注意到自己有什么不同呢？	执业者将描述焦点带回到来访者本身——自我注意。
C：嗯，首先，我想我们谈得更多了。我们只是，你知道，我们曾经一起吃了几顿饭，而且，呃，你知道——前阵子一个晚上我们吃了一顿饭，感觉非常好，这是绝对是好多年来我最喜欢的一顿饭，你知道，好久好久以来。但是，呃，我们只是坐在一起聊了一会儿，然后——实际上就是在这之后，呃，就是好像到家了，而我姐姐只是有点——她有点受不了了。我想她只是发泄出来了。	
P：嗯。	
C：我想爸爸也一样。嗯，在某种程度上，对我来说，在这一切结束后，我对爸爸说，这对我来说就像是迈出了一步——因为她敞开心扉，向爸爸说了问题所在。	
P：对的。	执业者继续温和地鼓励来访者说下去，期间不时点头，偶尔说几句。
C：所以她知道了，只是把它藏了起来。但她只是有点——你知道，即使她没有碰触最大的部分，她只是把其中的一部分释放了出来。呃，所以我们达成了共识，我们大家。	
P：嗯，好的。	
C：然后，很快，你知道，她回到自己房间，躺在床上，呃，通常当这种情况发生时，我没办法让她起床。但是那天，我能上楼跟她聊天，我能让她起床——你知道，这很新奇。	

续 表

对话逐字稿	评论
P：你觉得有什么不同？是什么让你能够让她起床？	执业者再次将话题转向来访者如何能够注意到并采取不同的行动。
C：这个更像是[叹息]——可以说不是我……我觉得不是我——我想，事实上，老实说，不是我在关注这个问题。	
P：嗯。	
C：我想是我有点儿——我猜只是[叹气]，哦，我不知道，这是——这只是一种更积极的表达方式。	
P：嗯。	
C：我好像对她说，你知道，你可能不是这种感觉，但我真的为你感到骄傲，因为你能说出来。	
P：嗯，是的。所以你对她说你真的为她感到骄傲，因为她把那些都说出来了，是吧。	对"真的为她感到骄傲，因为她把那种感觉说出来了"进行确认。
C：是的。	达成理解。

前面的对话大约用了10分钟。谈话又持续了大约20分钟，涵盖了更多关于来访者、姐姐和爸爸在晚餐前后互动的细节。原来是爸爸为他们做的晚餐，并且更常坐在一起的做法为家庭中开启了更多不同对话的机会。会谈结束时，任何一方均未提出任何具体行动、计划甚至需要注意的事项。在更好的家庭关系中，来访者可以继续他的生活，并且越来越能够与家人和朋友表达他的身份。他感觉到被真正倾听，至少是被充分倾听，这不再是令人难受的担忧。

要点

- SFBT的后续会谈包括进一步拓展来访者对他们生活中场景的描述，从而支持他们将最佳期待付诸行动，进一步延展他们的世界。

- 会谈以"有什么好转了?"为开头,邀请来访者开始谈论这些场景,这些场景被视为实例画廊中的实例,并进行拓展。
- 执业者可以选择"爱上它"(依次展开每个场景)或"列出它"(先收集几个场景,然后返回来依次展开)。
- 可以使用 EARS 框架来拓展描述。
- 如果一开始似乎没有什么有所好转,执业者可以选择等待,再次询问,给予空间,也许可以询问可能发生的关键时刻。
- 如果仍然没有什么文章可做,执业者可以看看来访者是如何应对当下情境的,回归会谈的计划定义,并了解来访者为什么会认为可能取得进步。
- 如果在几次会谈后仍然没有进步(这种情况非常罕见),还有更多选择方案去"做点别的事情":
  - 让来访者探索对置身类似处境的其他人有所帮助的事物——指向资源、互助小组、在线信息等。
  - 改变方式,尝试用其他流派工作。
  - 换掉执业者——转介给其他人。

参考文献

Beyebach, M. (2014). Change factors in solution-focused brief therapy: A review of the Salamanca studies. *Journal of Systemic Therapies*, 33(1), 62–77.

De Jong, P., & Berg, I. K. (1998). *Interviewing for Solutions*. Pacific Grove, CA: Brooks/Cole.

de Shazer, S., & Isebaert, L. (2003). The Bruges model. *Journal of Family Psychotherapy*, 14(4), 43–52. doi: 10.1300/J085v14n04_04

Jackson, P. Z., & McKergow, M. (2002). *The Solutions Focus: The SIMPLE Way to Positive Change* (2nd ed., 2007). London: Nicholas Brealey Publishing.

Rosenthal, R. (1966). *Experimenter Effects in Behavioral Research*. New York: Appleton-Century-Crofts.

Thomas, F. N. (2013). *Solution-Focused Supervision: A Resource-Oriented Approach to Developing Clinical Expertise*. New York, NY: Springer-Verlag.

Watzlawick, P., Weakland. J., & Fisch, R. (1974). *Change: Principles of Problem Formation and Problem Resolution*. New York, NY: W. W. Norton.

第四部分

焦点解决美学

第十四章

焦点解决美学：何为美，为何美

本书探讨了焦点解决短期治疗（SFBT）的起源和发展，以及焦点解决（SF）方法于过去三四十年间在诸多领域的传播。至此，本书通过"延展来访者的世界"（stretching the world）的镜头，开始以一种新的视角展示 SF 工作。我希望通过友好、合理而（我认为）准确地讲述一个关于我们所做工作的故事，来帮助他人欣赏这个领域并对其兴趣更加浓厚。

SFBT 不仅仅是另一种疗法，它还是一种不同的治疗实践。可能就是这个原因，让如此多来自其他流派的执业者发现我们的有所为和有所不为时感到很困惑。这项工作（或许还有短期治疗传统中的其他形式）与构成"恰当的"咨询和治疗的流行观点的区别是鲜明的。就像是两种不同的美学：各有一套价值观和优先级。

当我在 1993 年第一次接触 SF 时，我立即充满激情地投身其中，出于何种原因，当时我并不完全清楚。在过去 30 多年里，我一直坚守这项事业，并逐渐意识到这些美学特征对我来说尤为重要。本章概述了我个人钟情于 SF 实践的原因。

什么是"美学"？

翻阅字典（Lexico.com，2019），我们找到了"美学"的定义：

> 形容词：与美或美的欣赏有关的。
> 例句："这些图片给人以极大的美学享受"

名词：某一特定艺术家或艺术运动作品背后的一套原则。

例句："立体主义美学"

该术语起源于希腊词"aistetikos"，意思是"与感官相关的知觉"。虽然感官知觉显然很重要，但美学概念的意义远不止于此。18世纪的爱丁堡哲学家兼出色的厨师大卫·休谟（David Hume）写道，精致的品位不仅是"检测一份作品中所有成分的能力"，而且是我们"对痛苦和快乐"的敏感，"这是其他人类无法感知到的"（Hume, 1987, 第5页）。这种观点针对的是相关情感和情绪反应以及感官区别。

德国哲学家伊曼纽尔·康德（Immanuel Kant）(1790/2000)在休谟著作的基础上指出美学判断有两个要素：主观性和普遍性。正如众人公认的那样，对美的判别因人而异，此类主张总是带有主观成分。康德指出，在这种普遍性判断中也存在一种主张；该主张以符合逻辑且可观察的标准为基础。其他人应该分享我们的判断（尽管他们可能不会）。关于美的主张不仅仅是主观相对主义；它们传达的信息不止如此。此处所呈现的美学就是本着这种精神做阐述的。

艺术中的美学

我们可以通过艺术世界涉足这个话题。几个世纪以来，艺术家们努力绘就细致、清晰且具有代表性的（比如）风景画。可以看一看卡纳莱托（Canaletto）的威尼斯名画，或者英国艺术家托马斯·盖恩斯伯勒（Thomas Gainsborough）的作品。这些艺术家前期画了大量草图，然后在工作室完成了细致入微的最终作品，让构图看起来更加赏心悦目（美学上），而不是某个特定时刻的快照。即使在今天，这些作品也依然是绝妙非凡的。

在19世纪下半叶，画家们开始更热情地探索，当他们冒险外出时，在露天现场工作发生的事情。约翰·康斯特布尔（John Constable）、JMW·特纳（JMW Turner）等画家在19世纪初便开始了这样的探索，而到了19世纪60年代初期，克劳德·莫奈（Claude Monet）、皮埃尔-奥古斯特·雷诺阿（Pierre-August Renoir）、阿尔弗雷德·西斯莱（Alfred Sisley）等画家将其推向了新的极致。他们的作品专注于光和瞬间的即时性。此类作品经常被巴黎沙龙拒绝入展——巴黎沙龙是公认的一流艺术展,偏爱古典风格的画家。

拿破仑三世看到落选的作品,下令让公众自行判断。也因此有了一个"落选者沙龙"展览办了起来。虽然很多人都是来看笑话的,但对热衷于新的"印象派"美学的人们来说,这次展览是一个关键的集结点,而"印象派"之名源于莫奈的《日出·印象》。正如历史上经常发生的那样;"印象派"之名来自一位评论家对莫奈作品的侮辱之词,他说莫奈的作品充其量只是一幅素描,一点也不像是完成的作品。

印象派美学更倾注于捕捉某个时刻的"印象";画风更雄浑大胆,效果更为自然。如果我们用古典美学的视角来欣赏印象派画作,我们所看到的会和那位评论家一样——未完成、不完整的涂抹,几乎没有持久的影响。如果我们以印象派美学的视角来欣赏卡拉瓦乔和盖恩斯伯勒(Caravaggio & Gainsborough),我们会看到程式化且被滥用的"完美",几乎没有展现艺术家(或观众)的反应。

一种备选范式

这两种美学都是有趣而有价值的。我在这里要指出的是,通过美学视角可以发现一种备选范式,一种看待事物的新方式;是什么让事物变得美丽?是什么得到了重视、珍视、赞赏、关注、掌声?这是你脱口称赞的理由,也是你发出嘘声的原因。本章将探索在我的 SF 工作中让我大喊"太棒了"的原因,从而进一步阐明用 SF 美学开展工作的意义。

接下来是我喜爱和珍视 SF 实践的理由。当然,这份清单并不完整,也带有个人色彩。我希望各位 SF 执业者至少可以在其中一些项目中找到承认和共鸣。

简短

SF 最初被称为焦点解决短期治疗,这是有原因的——它确实简短!坐落在帕洛阿托市的心智研究所短期治疗中心(MRI)的互动型短期治疗有个初始版本,这个版本如今仍然存在,并使用一套十次会谈框架作为基础(Segal,1991)。在当时(20世纪60年代和70年代),与每周一次、经年累月的治疗(接受心理动力学传统训练的执业者认为,这样的疗程再正常不过)相比,这种疗法简短得令人惊叹。

20世纪70年代末80年代初,史蒂夫·德沙泽和茵素·金·伯格离开MRI领域,转而在密尔沃基建立自己的中心,当时他们希望在这项工作的基础上进一步发展,并形成了这样一种想法,即短期治疗应该"尽可能简短,不必要的会谈多一次也不要"(de Shazer,1991)。即使是在十次会谈的基础上,这也是一个相当大的进步——每一次会谈都可能是最后一次,并且会谈进行时执业者都会记在心头。是否选择继续,至少部分取决于来访者;稍后我们将回过头来探讨权力分摊的这一方面。

一些人仍然认为治疗在一两次会谈内就完全有效的想法很古怪,而另一些人则认为这种属于二流疗法。精神分析流派的工作者发展出了"逃向健康"(flight into health)的概念——来访者会声称他们突然完全被治愈,这种行为被视为是对治疗的防御性反应,因此表明需要更多的治疗。这可以被视为一种"第二十二条军规"*窘境:如果来访者说他们好转了,那么他们需要更多的治疗;如果他们说没有好转,那么他们当然需要更多的治疗!

为什么简短本身就是一个重要目标呢?因为它可以帮助来访者更快地开始他们的生活,并且可以让执业者腾出时间来帮助新的来访者。当资源有限时——例如在英国国家医疗服务体系(NHS)中,这一点的优势尤为明显。根据2013年的报告《我们仍然需要谈谈》(MIND,2013),超过1/10的人等了一年多才能见到治疗师,大约50%的人要等3个多月。尽管据报道说,在此期间情况有所改善,但有效治疗与缩短等待时间之间显然存在直接联系。更久等于更好的流行观点为什么似乎仍然具有如此大的影响力,对此我百思不得其解。

简短的另一个好处在于,缩短治疗时间意味着来访者可以更快回到自己的生活。SF的目标是——呼应古老格言[也有人认为这句话源自埃德娜·圣

---

* "第二十二条军规"指美国作家约瑟夫·海勒所著的长篇小说《第二十二条军规》。

文森特·米莱(Edna St. Vincent Millay)]——让来访者回归"一地鸡毛"的生活。这就是我们所熟悉的普通生活——不是完美无瑕、一帆风顺,而是不断起起落落,来访者能够在没有专业帮助的情况下应对这样的局面。

简短并不是有限的会谈次数或限定时间长短的简单问题。它指的是工作尽可能简短——以令人满意的结果为准,不然就继续转介。这并不是说每个人在他们的生活中只有一个问题。作为一名服务商业领导者的焦点解决教练,我有时也会签订进行多次会谈的合约。我不认为这超出了简短美学的范畴,因为我们没有使用十次会谈来解决一个问题。每一次谈话通常都是关于一个新问题,来访者头脑中新鲜的东西,或者可能反映了我们之前讨论过的正在发展的情况。来访者可以决定他们是否谈够了某个主题,或者是否跟我谈够了——这把我们引向 SF 美学的下一个方面,即来访者自主权的价值。

来访者自主权

在一般日常世界中,人们可以对自己的生活做决定:做什么,和谁一起,去哪里。这些抉择从来不是决定发生什么的唯一因素。总有其他背景和力量的因素在起作用。我最喜欢的一句话来自生物学家史蒂文·罗斯(Steven Rose,1997),他转述了卡尔·马克思(Karl Marx)的观点:"我们创造了自己的未来,但不是在我们自己选择的环境中。"[罗斯(Rose),《生命线》,第309页]有必要停下来思考一下,在治疗工作中,执业者为来访者做出决定——有时甚至不顾来访者想法做决定——曾经这样的做法是正常。

这种观点源于过去的医患关系。几十年来,医生的话就是金科玉律,患者扮演的则是对于医生的专业性满怀感激的角色。当然,如果要做脑部手术,我们当然需要专业人士来负责,我们会认真听取他们的建议。风险在于,这种关系可能变得不平衡、片面,且可能被滥用。如果医生成为无可争议的权威人物,那么超长治疗和来访者失去权力的风险就会比较明显了。同样的情况在组织咨询中也很容易发生——咨询师最终会成为发号施令之人(通常还会延长他们的合同)。

SF一直所持的立场，从广义上讲，来访者才是做出诸多决定之人。他们对治疗有什么期待？他们会怎么做？什么时候算是情况好转不用再来？在日常生活中，这些显然是我们个人的问题。然而，在治疗领域，这种观点可能被视为是一场打破常规的革命。传统的医患关系有点类似于亲子关系（如交流分析传统中，伯恩 Berne，1958），而 SF 工作者与来访者的关系更像是成人与成人之间的关系。双方承担各自的责任，都要发挥各自的作用，都有各自的优先级考虑，并且要尽可能保持平衡。

当然，来访者自主权并非在所有情形下都会自动得到保障、高于一切。如果来访者似乎将自己或他人置于危险之中，那么执业者显然需要做出一些选择。他们应该通知其他人吗？他们应该发起保护程序吗？这些都是执业者的专业判断问题，不可低估。外部约束——例如法院命令、缓刑协议或其他法律事项，明显会妨碍来访者的行动自由。我们可以通过各种方式加以考虑，限定而非剥夺来访者的自主权。在所有这些情况下，对来访者自主权的限制都被视为讨论主题，并与来访者就后续步骤达成理想的协议。

此处与前文所述的简短有一个接合点。来访者自主权包括他们可以选择决定治疗何时结束，或者他们可以希望由其他人接诊。在过去几十年里，SF 在教练界找到了立足之处。其中一个原因，可能是 SF 疗法看起来比其他形式的实践更像是教练辅导。接受教练辅导的来访者通常不会被视为是需要保护的弱势群体——相反，他们是知情的个体，在寻求支持方面自主决定。国际教练联合会（2019）将教练辅导定义为"在发人深省和颇具创意的过程中与来访者合作，激发他们最大限度地发挥个人和职业潜力"。

在我看来，专注于与来访者合作显然符合 SF 美学。当我们提出奇迹问题时，空间打开了。我们为来访者提供选择的自由。在我们等待的时候，我们正以某种方式（尊重且谨慎地）邀请他们获取这种自由。

全然接纳

如果我们认为来访者是在自己做决定，那么当我们在想要跟他们争论的时候也需要三思。这种不争论的技巧有时被称为"全然的接纳"（de

Shazer,1997)。德·沙泽在同一篇文章中指出：

> 来访者的回答需要被彻彻底底地接纳，这是一门艺术而非一门科学，而这种艺术对许多人来说很难。它需要高度自律和仔细倾听。要放下对来访者的一些主观评价非常不容易，比如对来访者回应评量问句的分值有看法；认为来访者对于奇迹的回应不合理、不现实等。
>
> （第378页）

对问题的"初始"反应在此处相当关键。我从 SF 学习者那里听到的一个担忧是，他们的来访者可能会从奇迹中寻找一些不可能的东西，比如希望恢复断肢的截肢者，或希望父母归来的丧亲儿童。是的，当这种情况发生时，在某种程度上确实会令人感到不安。不过这也是非常合乎情理的愿望，因此很容易被接纳。谁不想要这样呢？关键是接纳并不意味着盲目同意并顺着这个方向继续会谈。可以用轻轻点头、深呼气等方式回应并等待；等待通常是一个好的策略，能够让来访者继续思考。它可能看起来像在平静地说"是的，当然"，然后停下来看看接下来会发生什么。接下来——有时是在很长一段时间的沉默之后——可能会说"我会多去拜访朋友"或"我上学会更开心"。这些更容易实现，是可以在会谈中继续拓展开来的话题。

全然接纳意味着不与来访者争论，即使与来访者争论的做法是正常的、可被接受的。对此，德·沙泽与其长期导师兼朋友约翰·威克兰分享了这一观点。在1994年(Hoyt,2001)的一次联合采访中，德·沙泽谈到无论来访者对其处境的看法如何，都要认真对待来访者。

> 来访者告诉你他们有问题，那他们就是有问题，你最好认真对待。如果他们告诉你他们没有问题，你也最好认真对待……有人说他酒喝太多，所以把他送了过来。他说他没有喝太多，这不是问题。那就随它去。认真对待来访者的看法。
>
> （第21页）

当然，还有其他方法可以在不与来访者争论的情况下进行此类对话，例如询问转介者为什么带他们过来。随着对话的开展，来访者对其愿望的看法很可能会发展和改变。但如果我们一开始没有认真对待来访者，就会立即发生争论，执业者会将来访者贴上"阻抗"或"否认"的标签，这对推动改变的几乎没有帮助，却在很大程度上导致会谈陷入持续停滞状态。

"斟酌言外之意"会分散注意力；非常仔细地倾听来访者的话语，并定制恰当的回应是关键。全然接纳，不与来访者争论，也不揣摩字里行间的意思，这就是 SF 美学的另一个关键因素：停留于表面。

停留在表面

在更传统的治疗、咨询和相关实践方法中，一般会将来访者的行为视为某种隐性的内在因果机制的外在表现。此类隐性机制形式多样——从情感到神经科学再到古老的经验。执业者的任务是深入发现这些原因并协助来访者进行处理。事实上，他们可能声称自己是第一个注意到这些原因的人，然后来访者必须加以解决，才能让执业者满意。

正如我之前所写（McKergow & Korman, 2009），在 SF 工作中，我们避开这些潜在问题，不是寻找原因和解释，而是研究"彼此之间"——来访者与其所处环境（包括其他人）的互动。有时，新手执业者一开始没有注意到，SF 问句是从一个活跃的人（通常是来访者，但有时是来访者世界中的其他人）及其他们的互动角度出发进行建构，而非"内部"驱动角度。"你注意到情况略有好转的第一个微小迹象是什么？"就是一个典型例子。这不是让他们反省，思考自身感受或其他因果关系。我们寻求将来访者的注意力集中在外部、世界，以及过去，现在和未来更好的事物上（Jackson & McKergow; 2002）。

从事短期治疗的工作者都会努力将心理健康从来访者的脑海中转移到他们与他人的互动中。人们很容易想当然地认为，精神疾病潜伏在来访者的身体或大脑中，因此诊断时要求通过内省或药物来予以治愈。我绝非禁药者，但我也不赞成在人们可以通过几次个案会谈获得帮助的情况下，还让他们服药。这些会谈甚至可以帮助来访者提升用药有效性（Panayotov,

Strahilov & Anichkina，2011）。我在第六章中介绍并最初在 2019 年自己的一篇文章中讨论的新研究成果中，展示了生成性观点如何为上述问题提供真正的综合视角。

留意到维护来访者自主权和全然接纳是如何与停留在表面和谐共处，这相当有趣。这些因素都是重要的组成部分，它们共同构成了对人类意义的全新诠释。

珍视细微差异

SF 美学的最后一部分与其他部分略有不同——我们珍视细微的差异、细节的描述以及微小而非巨大的迹象。我们习惯上会认为，来访者的生活和环境发生剧变需要宏伟的计划、巨大的努力、彻底的承诺以及完全的投入，这样的想法很正常也很符合逻辑。这就是为什么人们认为长期治疗一定优于短期治疗的原因之一，尽管有证据表明事实恰恰相反。进步的小迹象是非常有价值的，这些小迹象潜在预示着更多的改变，也标志着来访者正在走向足够美好的生活，他们觉得自己有能力应对当下遇到的挑战。

从第一次开办 SF 培训工作坊［1994 年与当时短期治疗诊所的简·莱瑟姆（Jane Lethem）合办］开始，我就提出了这样一个想法，即来访者生活某个领域的微小变化，可以通过自然发展和涟漪效应扩展到生活其他领域。不难发现，略有好转的家庭关系可以提升工作自信、建立更加真诚的亲子关系，还能减少压力，同时拥有更多时间享受生活等。

这种关联性既契合史蒂夫·德·沙泽感兴趣的佛教哲学（参见 de Shazer，1994，第 9 页），也符合兴起于 20 世纪 90 年代初期的复杂性科学（参见 Waldrop，1993）。我同时发现了 SF 和复杂性，并建立了关于我自己的一些初步联系。复杂性显示了不可预测的新结果如何在未经计划的情况下从细微差异中意外产生。

与来自其他传统流派的人共事时，有时候我注意到，虽然他们可能很乐意就大的愿景、抽象名词、5 000 美元等词汇来探讨"更好"，但当我开始询问微小的细节时，他们会变得非常紧张。一位经验丰富的促动师抱怨道，他们认为我这样做是在强迫人们采取行动。好吧,只要来访者为此付了钱,我就不会道歉!充分停留在对小细节的探讨,如何顺利而快速地促进新的行动可能性,这个问题当然很有意思,且还有很多讨论的空间。SF 工作能够延伸来访者世界的想法,自然而强力地开辟了新的可能性。

回顾与展望

本书临近结尾,不妨回顾一下我们从何而来,并展望接下来可能发生的事情。让我们先开始回顾。

治疗实践

SFBT 对大多数人来说是一种与众不同的方法。从 SF 美学的这 5 个方面来看,可以发现与经典心理治疗规范(表 14-1)形成鲜明对比。

表 14-1 经典心理治疗与 SF 美学的对比

经典心理治疗	SF 美学
长期治疗是必要的	简短——尽可能简短
执业者拥有权力	执业者拥有主导权尽可能尊重当事人的自主权
解读字里行间的含义	全然接纳
深入	停留在表面
重视重大而剧烈的转变	重视微小的差异

请注意,这些与奇迹问句、成果问句、评量问句、赞美等无关。在我看来,上述技巧更像是这些基础必然衍生出来的美而自然的工作方法。

SF 为什么会受到那些习惯于更经典/传统工作方式之人的冷落,此处或可略窥一斑。正如莫奈和马蒂斯(Monet & Matisse)受到巴黎艺术观众的嘲笑一样,习惯于重视长程和深度咨询的人也会认为 SF 很可笑。同时,在现实操作层面 SF 也遭遇重重困难,因为习惯于接受长程思想并且乐在其中的执业者可能不明白自己为什么要改变。

SF 执业者

如果 SF 实践在外人看起来很奇怪，同样它也会给 SF 执业者带来困难。有些 SF 执业者非常认真地对待他们的实践，并在他们的工作、职业生涯甚至是生活其他方面使用这些（焦点解决）原则，这可能会给这个号称成熟的助人领域带来一些问题。执业者保持"未知"的心态有可能到了非常极端和无益的地步；执业者也会拒绝谈论他们所做的任何事情，而仅针对提问做出回应，并回避任何形式的公开辩论。与我们面对来访者的态度相反，这种对我们的实践特别缺乏好奇心的状况，使我们与学术界和专业界建立联系变得更加困难了。这种过犹不及的实践看上去似乎是海纳百川，但实际上却只是一种谦逊伪装下的"高人一等"。

另一些人看重赞赏和共识，他们显然更愿意有一个团结的执业者社区，而不是总在辩论我们所做的事情及其意义。是的，我们接纳来访者所说的一切（作为出发点），但如果仅仅因为有人说它是"焦点解决"，不同意就是不礼貌的，我们因此接纳了任何貌似是"焦点解决"的陈词滥调，那就是两回事了。史蒂夫·德·沙泽写了 5 本书，共有 76 个章节，他并不是一个欣然接受自欺欺人的人。我倾向于通过理性（和欣赏性）的实验和讨论来发展这个领域，而不是带着困惑和勉强的态度来对待任何新的想法。

未来的研究和探索

这本书提供了一种新的方式，它将 SF 工作视为对来访者世界的拓展。从实践和概念的角度来看，提出这一点有充分的理由。它为进一步待探索打开了大门：

- 细节化的语言是如何与动允性的产生相联系？
- SF 咨询结束后，来访者的体验如何？在一个被延展的世界里是什么感觉？
- 执业者如何知道他们在治疗中取得了进展，而不是等到后续的治疗才有了解？

- 最重要的是，执业者、来访者、健康专业人员和公众是如何接受这个"延展世界"的想法的？我想用一种合理且可接纳的方式来解释我们的工作，帮助推广 SF 方法。我的初步研究表明，人们可以快速、轻松地"理解"它，并对这种方法更感兴趣。

结论

我们从"变化一直都在发生"的理念开始。执业者通常能够与来访者拥抱这种观点，然而奇怪的是，当他们在会谈中开始前进时，却又会感到不安。我回到本书开篇提到的 SFBT 的 5 个最典型的品质：

- 有效
- 高效
- 合乎伦理/体现尊重
- 充满活力
- 优雅

如果有一种方法是这样的，或者做得更好，我也乐于采用。这种向新范式的转变，早在 1993 年就引起了我的兴趣，并延续至今。有一种让事物变得更加优雅的新方式弥足珍贵。而这种新方式更加高效且极不平凡。如果 SF 在职场、学校、医院和治疗室内能提供简短、尊重且合乎伦理的治疗并能取得效果，那么我们有责任继续下去。

要点

- 与治疗、咨询等领域的传统观点相比，SFBT 实践是一种新型治疗方法。
- 它可以被视为一种新的美学，一个来自艺术界的用来描述一种新范式和新角度的术语。

- 我提出了 SF 美学的 5 种关键价值观：
  - 效率
  - 来访者自主权
  - 全然接纳
  - 停留在表面
  - 重视细微差异
- 这些价值观与关于治疗应该是什么样子的旧观点形成鲜明对比，这也可能是其他执业者不接纳，不感兴趣的原因。
- 过犹不及，若过分强调这些价值观，也会导致执业者团体内部产生无益的误解。
- 如果有效而快速的治疗是首要目标，那么 SF 实践的应用范围应该更广、接受度更高。

参考文献

Berne, E. (1958). Transactional analysis: A new and effective method of group therapy. *The American Journal of Psychotherapy*, 12(4), 735–743.

de Shazer, S. (1994). *Words Were Originally Magic*. New York, NY: W. W. Norton.

de Shazer, S. (1997). Commentary: Radical acceptance. *Families, Systems, & Health*, 15(4), 375–378. http://dx.doi.org/10.1037/h0090136

Dolan, Y. M. (1991). *Resolving Sexual Abuse: Solution-Focused Therapy and Ericksonian Hypnosis for Adult Survivors*. New York, NY: W. W. Norton.

Hoyt, M. F. (2001). On the importance of keeping it simple and taking the client seriously: A conversation with Steve de Shazer and John Weakland. In M. F. Hoyt (Ed.), *Conversations with Brief Therapy Experts*. London: Routledge. Retrieved from http://web.uvic.ca/psyc/bavelas/De%20Shazer_Weakland%20interview.pdf

Hume, D. (1987). *Essays Moral, Political, Literary*. Indianapolis: Literary Fund.

International Coach Federation. (2019). *Definition of Coaching*. Retrieved from https://coachfederation.org/about

Jackson, P. Z., & McKergow, M. (2002). *The Solutions Focus* (2nd rev. ed., 2007). London: Nicholas Brealey Publishing.

Kant, I. (1790/2000). *Critique of the Power of Judgment (Kritik der Urteilskraft)*. (Trans. Paul Guyer & Eric Matthews). Cambridge: Cambridge University Press.

Lexico.com. (2019). *Aesthetic*. Retrieved from www.lexico.com/en/definition/aesthetic

McKergow, M. (2019). Stretching the world: A friendly explanation of SF practice. In K. Dierolf, D. Hogan, S. van der Hoorn, & S. Wignaraja (Eds.), *Solution Focused Practice around the World* (pp. 50–56). London: Routledge.

McKergow, M. W., & Korman, H. (2009). Inbetween: Neither inside nor outside: The radical simplicity of solution-focused brief therapy. *Journal of Systemic Therapies*, 28(2), 34–49.

MIND. (2013). *We still Need to Talk: A Report on Access to Talking Therapies*. Retrieved from www.mind.org.uk/media-a/4248/we-still-need-to-talk_report.pdf

Panayotov, P. A., Strahilov, B. E., & Anichkina, A. Y. (2011). Solution-focused brief therapy and medication adherence with schizophrenic patients. In C. Franklin, T. Trepper, E. McCollum, & W. Gingerich (Eds.), *Solution-Focused Brief Therapy. A Handbook of Evidence-Based Practice* (pp. 196–202). Oxford: Oxford University Press.

Rose, S. P. R. (1997). *Lifelines: Life beyond the Gene*. New York: Oxford University Press.

Segal, L. (1991). Brief therapy: The MRI approach. In A. S. Gurman & D. P. Kniskern (Eds.), *Handbook of Family Therapy* (Vol. 2, pp. 171–199). Philadelphia, PA: Brunner/Mazel.

Waldrop, M. (1993). *Complexity: The Emerging Science at the Edge of Order and Chaos*. New York: Pocket Books.

附录

译者注

1. 为方便大家辨识人名，在文中把交替出现的"伯格"和"茵素"统一为中国读者所熟悉的名字：茵素。

2. 为方便大家辨识人名，在文中把交替出现的"史蒂夫"和"德·沙泽"统一为中国读者所熟悉的名字：德·沙泽。

3. Affordance：动允性、功能可供性或可供性，这是由詹姆斯·J.吉布森(James J. Gibson)提出的一个概念，认为人知觉到的内容是事物提供的行为可能而不是事物的性质，而事物提供的这种行为可能就被称为动允性。

4. N+1：在评量问句沟通中，执业师请访问者就某议题打出一个分值"N"，接着执业师询问访问者可以在 N 的基础上迈出一小步，即为"N+1"。

5. best hope：书面语译作"最佳期待"，在咨询口语对话中译作"最大期待"或"最好的期待"。

图书在版编目(CIP)数据

焦点解决短期疗法：更新迭代的实践 2.0 / (英)马克·麦克高著；骆宏译. —上海：上海世界图书出版公司,2023.4(2024.6重印)
ISBN 978-7-5232-0029-2

Ⅰ.①焦… Ⅱ.①马… ②骆… Ⅲ.①精神疗法 Ⅳ.①R493

中国国家版本馆 CIP 数据核字(2023)第 021576 号

书　　名	焦点解决短期疗法：更新迭代的实践 2.0
	Jiaodian Jiejue Duanqi Liaofa: Gengxin Diedai de Shijian 2.0
著　　者	[英] 马克·麦克高
主　　译	骆　宏
责任编辑	芮晴舟
出版发行	上海世界图书出版公司
地　　址	上海市广中路 88 号 9 - 10 楼
邮　　编	200083
网　　址	http://www.wpcsh.com
经　　销	新华书店
印　　刷	苏州彩易达包装制品有限公司
开　　本	787mm×1092mm 1/16
印　　张	16.25
字　　数	250 千字
印　　数	2001 - 2500
版　　次	2023 年 4 月第 1 版 2024 年 5 月第 2 次印刷
版权登记	图字 09 - 2022 - 0063 号
书　　号	ISBN 978-7-5232-0029-2/ R·650
定　　价	150.00 元

版权所有　翻印必究
如发现印装质量问题,请与印刷厂联系
(质检科电话:0512 - 65965282)